U0121301

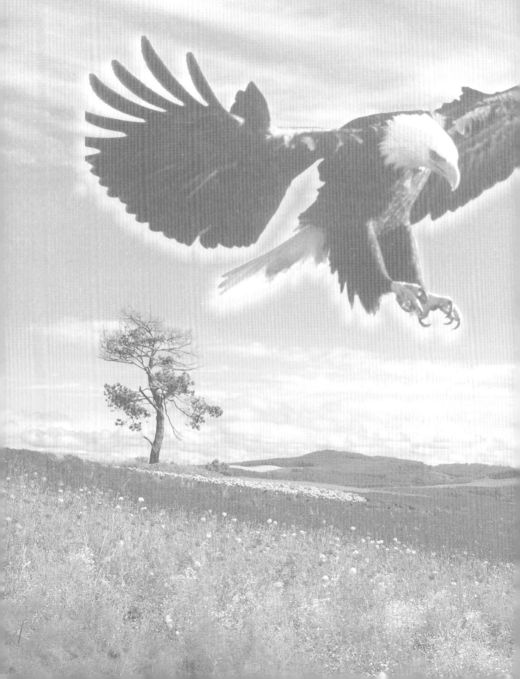

大展好書　好書大展
品嘗好書　冠群可期

休閒保健叢書 23

# 中醫脊柱養生術——吳氏正椎法

吳茂文　編著

品冠文化出版社

國家圖書館出版品預行編目資料

中醫脊柱養生術——吳氏正椎法／吳茂文　編著
——初版，——臺北市，品冠，2012〔民 101 . 05〕
面；21 公分 ——（休閒保健叢書；23）
ISBN　978 – 957 – 468 – 872 – 2（平裝；）
1. 整脊　2. 脊椎病
413 . 99　　　　　　　　　　　　　　　101004051

# 中醫脊柱養生術——吳氏正椎法

編　　著／吳 茂 文
責任編輯／壽 亞 荷
發 行 人／蔡 孟 甫
出 版 者／品冠文化出版社
社　　址／台北市北投區（石牌）致遠一路 2 段 12 巷 1 號
電　　話／（02）28233123・28236031・28236033
傳　　眞／（02）28272069
郵政劃撥／19346241
網　　址／www.dah-jaan.com.tw
E - mail／service@dah-jaan.com.tw
承 印 者／傳興印刷有限公司
裝　　訂／建鑫裝訂有限公司
排 版 者／弘益電腦排版有限公司
授 權 者／遼寧科學技術出版社
初版 1 刷／2012 年（民 101 年）5 月

定　價／230 元

吳氏正椎

恭贈　吳茂文大醫師

辛巳年初夏　八八歲　吳烜峰

# 作者介紹

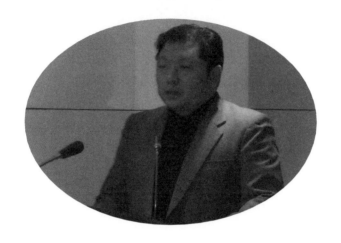

吳茂文　中醫主任醫師

天津市第一醫院中醫風濕病科，中醫脊椎病科主任

中國中西醫結合學會脊柱醫學專業委員會委員

長期從事中醫脊椎病及脊源性疾病的臨床與科研工作，發表《關於正椎療法治療內臟性疾病》等學術論文40餘篇，論著2部，多次榮獲科技成果獎。被美國世界傳統醫學科學院授予傳統醫學博士學位，其業績被收入《世界名人錄》。

# 前言

　　余從醫 30 餘年，常見病人深受疾痛之苦，方感覺「醫病不若防疾」，本人學習中醫初始就誦記《黃帝內經》中的養生名篇，從中瞭解了我國古人精闢的養生之道，其以中國傳統哲學、中醫理論等爲基礎形成一系列簡單、實用、有效的養生保健方法，在悠久的中華歷史上成爲一朵奇葩。

　　隨著時代的變遷，傳統中醫養生術中的許多東西都已被人們漸漸淡忘。在上世紀 80 年代隨著生活品質的提高，中華大地又開始掀起一場氣功熱，氣功其實就是傳統中醫養生術中的導引術，是古人歷經長期總結而編創的一系列養生方法，是極具科學性的保健法。遺憾的是，此法卻被心術不正之輩利用，形成一些僞科學，禍及百姓的邪法、邪教，在其影響下，傳統導引術並沒有得到良好的繼承和傳播，但「氣功熱」的出現則反映出人們自我養生保健意識的增強。當時中年數學家張廣厚、陳景潤的英年早逝給科技界帶來巨大的損失，國人均有「出師未捷身先死」之慨歎。我曾應邀前往天津市地質礦產研究所與中青年知識份子交流傳統中醫養生保健之法，以提高人們「防病、養生」的意識。

　　我堅持傳播傳統中醫養生術已20餘年，經常走入社區、機關、學校等把中醫「不治已病治未病」的思想傳播給更多的人，從而提高了廣大民眾的心理素質及身體素質。上世紀90年代初我編創了「大眾心體操」與「脊柱健康操」。

　　今日，我又受遼寧科學技術出版社壽亞荷編審之約編纂《中醫脊柱養生術——吳氏正椎法》一書，潛心將中醫傳統脊柱養生的方法進行總結和創新，與大家共同交流脊柱養生保健方法，感到十分的欣慰。

　　隨著社會的發展，脊椎病及脊源性疾病已成爲各年齡段人群高發、常見的疾病。我總結多年臨床經驗，以傳統中醫理論爲基礎，總結提出「正椎保曲，從皮驅邪，溫經（針）通絡，理筋正椎，奇砭撥骨，正椎復位，溫腎通督，內病脊治，脊柱訓練」正椎三十六字方針，作爲脊椎病及脊源性疾病防治體系的理論指導，希望「正椎」療法能爲更多脊椎病患者造福，更期望《中醫脊柱養生術——吳氏正椎法》一書能爲廣大民眾的脊椎病防治作出貢獻。

　　　　　　　　　　　　　　　　　　吳茂文

# 目　錄

# 導 言
## 21世紀脊椎病危機

脊椎病是21世紀人類面臨的一個新的常見病、多發病，具有在我們「健康」人群中的普遍存在性，它與人的工作和生活方式密切相關。

有人說，在街上問行路者：「您是否患有頸椎病、腰椎病？」回答患有頸椎病、腰椎病的也就十有一二。但是如果換一種問法：「您有過『落枕』嗎？您『閃過腰』嗎？您是否因為腰背疼痛影響過生活、工作和學習？」可能答有過的會達到十之七八甚至十之八九。或許有的人會說您是脊椎病的醫生，看誰都可能會有頸椎病、腰椎病。

諸位，我絕不是危言聳聽，我是要講它的普遍存在性。美國醫學家1984年就曾統計過，在美國，4個人之中就有1個人曾患過頸椎病或腰椎病。那麼，在我們身邊會是怎樣的呢？現在有一個自我檢查的方法，您不妨試一試，看看您的頸椎如何。

左手食指、中指儘量張開，放在白紙上，將兩指之間的角度描下來，然後用同樣的方法畫右手。將兩手角度重疊對比，角度不等則提示有頸椎病傾向，角度小的那側為

患側。

　　測量了角度之後，您還可以照照鏡子看看您的五官是否對稱，還可以再用雙手按著您腦後的風池穴，感覺一下厚不厚、痛不痛，之後緩慢向下邊大椎穴方向推，您會發現提示的易患側會比對側肌肉緊張或有結節疼痛，或許您會告訴我雙側都不痛，感覺一樣，甚至還會對我說對側疼痛。無論您感覺如何，我依然要告訴您這是一組健康人的自我評估小技巧，它是一種早期預測的方法。

　　下面我還要向您介紹我創編的脊柱健康操，每一個動作都是一節鍛鍊脊柱的方法，也是一個評價脊柱的方法。中醫講「上工不治已病治未病」，就是說好的醫生要治療還沒發生卻潛伏於機體內部的疾病，很多脊椎病患者在脊椎發生了微小的變化還沒有症狀的時候並不介意，我們介意了並稱之為「隱匿期」。

　　2001 年我主持成立了脊柱保護研究室，做的課題是「職業性脊椎損害及相關性疾病的發生」。不同的職業，不同的工作姿勢，不同的用力部位，產生不同的椎體損傷，這與我們的「正椎防治體系」是吻合的。在課題研究過程中，我特別強調要「消滅隱匿期」，脊椎的評估是最佳方法，也是我對「小技巧」的評價。

　　很多人在頸椎、腰椎發生微小變化還沒有出現頸項不適、後背痛、頭暈、耳鳴、手麻、腰痛、坐骨神經痛、活動不利等症狀時，會說「我脊椎沒病」，因為它處於人體的自我代償隱匿期，可能 5～10 年都不發病。由於慢性勞損的日積月累，碰上某個誘因，如枕頭高低不合適、急剎車、從高處取物、連續低頭時間過長，哪怕是猛彎腰拿個

東西等，都可能導致發病。

在門診我和患者或同事聊天追溯頸椎病病因時會追到出生前後的毛病，似乎是插曲，比如：嬰兒在出生時，尤其是難產嬰兒，由於產科醫生不可避免地拽住新生兒的頭部旋轉 40°～90°，緩慢持續地向外拉，拉力可達 50 公斤，這就會造成嬰兒頸部的受損，特別是最上端的寰椎受損，為孩子成人後出現頸椎病留下隱患，也會出現我們常見的斜頸。

到了幼兒期，許多家長缺乏脊柱保護常識，當小孩坐在地上撒嬌、淘氣時，父母會拽著孩子的胳膊就走，這一拽，拉力通過肩部肌肉傳至脊椎上，無形地致使幼兒脊椎發生錯位。孩子從床上摔到地上，挫了脖子，會出現頸椎關節的微小變化，也是禍根。家長想把孩子的後腦勺睡平會給嬰兒固定一種睡姿，這並不利於幼兒頸椎正常曲度的保護。脊椎病是一種可以從出生開始到老年伴隨我們一生的疾病。

從脊椎病發病年齡組上看：

### 9～15 歲表現：

學生時代學習壓力大、往往背包歪、坐姿不正確、躺著看書等會出現持續性頸肩背部酸痛，很多學生會出現頸性視力下降、近視伴有頭暈頭痛，甚至眩暈、噁心、嘔吐、咽部異物感；我還見到有的學生因為心悸、胸悶，被診斷為心臟病而休學。另外，記憶力下降、健忘、失眠耳鳴、全身乏力、反覆「落枕」等都會影響孩子的學習。

部分患者可出現有類似小兒多動症現象，找到醫生會發現：大多數患者頸部觸摸棘突偏歪、椎間小關節錯位、

頸部周圍軟組織有壓痛。頸椎 X 光片表現，如頸曲變直，棘突偏歪，張口位齒突偏向一側、序列排序不好等。

### 16~35 歲表現：

此期趨於成年，成年人性格穩定了，工作、學習也穩定了，會在一個固定狀態下工作學習很久，內應力的集中會出現頸背部，頂枕部僵硬、酸困、麻木以及頭痛、頭暈，伏案工作久了會加重，休息後減輕。腦供血不足發病率很高，查體會發現患者頸後兩側肌群痙攣，壓痛廣泛，尤以第 4 頸椎至第 5 頸椎棘上或一側棘突旁明顯，壓頸試驗、臂叢神經牽拉試驗陽性。X 光檢查可見頸椎生理曲度變直或反弓。

### 35 歲以上表現：

由於年齡的增大，椎體骨關節的退行性病變的發生，椎間盤的改變，頸部酸痛、發脹，常在晨起、過勞、寒冷刺激或姿勢不當時加重；此外，還經常自覺手指發麻、後枕部疼痛、下肢發軟、肩背部沉重，甚至全身出現「電擊式反應」；少數患者輕輕轉動頸部後眩暈，有的出現不明原因的吞嚥困難。頸椎 X 光片有典型頸椎病改變，如頸椎曲度變直或反弓、椎體骨質增生、椎間隙變小、椎體滑脫、骨質疏鬆等，CT 表現椎間盤突出或膨出、脊髓受壓等。腰酸腿疼也時有發生，重者會出現下肢疼痛麻木、坐骨神經痛、腰椎間盤突出症。

隨著年齡的增長，從脊椎周圍軟組織病變開始到脊椎椎體錯位變形，人體脊椎生物力學平衡的失調由表及裏，皮部、經筋、經絡、椎骨層層深入，其關鍵就是人體穩態被破壞。正椎防治體系以椎體為定位的基礎單位，定椎診

斷，辨椎論治。

脊椎失衡的關鍵是不平衡、不正、錯位，如何矯正、預防很重要。人類文明史的發展，猿—直立行走—電腦操作，呈現一個低—高—低的脊柱變化曲線，也是脊椎生物力學平衡變化的關鍵。我們創編的「脊柱健康操」從「三正訓練」開始，保持人體中立位，身體左右對稱，鼻準對肚臍，百會對會陰，兩肩等高，兩肩與髂前上嵴平行，再與地面平行，兩手握拳抵腰眼。訓練者要按要領去訓練，這是一種體療，一種脊柱干預性訓練。在生活的其他方面也要干預，也就是要達到預防脊椎病的發生。

一個熟悉而陌生的頸椎病、腰椎病困擾著人們，影響著人們的生活和工作。希望大家先瞭解兩個問題，一是頸病、腰病不是單純的筋骨病，而是可發生近百種疾病與症狀的「萬病之源」。二是頸椎、腰椎是影響人壽命與早衰的基礎。

## 一、脊椎失衡是萬病之源

頸椎病、腰椎病給中老年人以及白領年輕人，諸多網民、學生帶來了過多的折磨，但因為大多數人沒有永久地喪失生活和勞動能力，所以人們往往由於時間、經濟、工作等原因忽略了對頸椎病、腰椎病的治療及保健，給疼痛的造訪留下「窩點」，給人們的喜怒哀樂又增添了一個「痛」的內容。「痛」可能尚可忍受，病情的加劇卻不可大意。

脊椎病大概分為 5 類：

1. 脊柱骨關節的創傷和疾病。如骨折、脫位、結核、骨髓炎、腫瘤、風濕、類風濕等。

2. 外源性脊椎病。包括內臟疾病（胸膜炎、肺炎、膽道疾病、泌尿系疾病、胰腺疾病、婦科病等引起的牽扯痛或感應痛）、感染性疾病（上呼吸道感染引起的頭頸痛、周身痛及椎管內外組織本身的感染等）及精神因素所致的頸椎痛、腰椎痛。

3. 椎管內疾病。如椎管狹窄、椎間盤突出、椎管內腫瘤等。

4. 頸肩背腰肢等部位的軟組織病變。

5. 脊源性的內臟病。由於脊椎錯位、不正引起的內臟疾病。

一個熟悉的脊椎病分支出了五大類，您一定又感到幾分陌生、幾分恐懼。脊椎病是一個非常需要重視的疾病，脊椎與內臟、內臟與脊椎體現出一定的「互根互用」的規律，也是一個未病先防、已病防變的提示。

1. 胃潰瘍病後壁穿孔及胃竇部腫瘤，可刺激腹後壁產生兩肩胛的疼痛。

2. 肝膽疾病可引起右側肩痛。

3. 心絞痛，痛在左胸壁心前區，且疼痛沿左臂的內側放射。

4. 胸膜炎、肺結核可致背痛、側胸壁及同側肩部疼痛。

5. 腫瘤也可波及後背痛。

這種「內臟─體表」感應性疼痛往往會被長年受到頸、腰椎病疼痛困擾者所誤導。因此，脊椎病的鑒別診斷

無論是對於脊椎病科醫生還是內科醫生都是非常重要的，我們的患者或脊椎病的帶原者更不能妄下結論。

2004年夏天，我曾接診了一位重點中學的女生，因心悸、胸悶、憋氣而休學，在多家醫院服藥無改善，經人介紹來我科就診，經檢查頸椎生理曲度變直，第3、第4頸椎小關節錯位，心電圖未見異常。診斷為頸源性心臟病，後經過理筋正椎治療5次，症狀消失。

從此病例分析，除外器質性心臟病和其他症狀，需要結合CR、體徵、臨床症狀、心電圖、心臟多普勒彩超等檢查，再根據頸椎病史，確診為頸源性心臟病。

頸源性疾病是由於頸椎錯位而引發的一類內臟性疾患。外傷或勞損等原因可導致頸椎骨關節或肌肉、韌帶的損傷，引起頸椎的內外平衡失調，頸椎偏移，特別是第2至第4頸椎橫突壓迫或牽拉頸上交感神經節，使從節內發出的節後神經纖維興奮異常。

在這裏仍要強調，頸椎病不是單純的骨質增生，脊柱小關節錯位，椎間盤突出，韌帶鈣化，椎旁軟組織腫脹、痙攣或粘連等，還要結合椎體周圍血管、神經的病理變化情況以及長期臨床實踐經驗去認識脊源性疾病。

19世紀末，巴爾默在無意中用按脊手法治癒了一名聽力障礙患者後，他認真學習了脊神經解剖、生理知識，提出了用按脊方法治療脊椎骨關節錯位引起的脊神經功能紊亂併發的疾病。至今，美國已經成立了20餘家整脊學院，整脊已成為美國一個特色的醫療群體。20世紀70年代的中國興起了脊柱相關疾病的邊緣學科研究，提出了脊柱的生物力學平衡失衡引起的疾病涉及神經、循環、消化、呼

吸、泌尿、生殖及內分泌系統。

90年代初我就開始重視脊椎及相關性疾病在職業性特定人群的發生規律，後來發現學生發病率也逐漸增多。於是，我提出了「正椎」理念，並提示內科醫生，脊椎錯位是內臟病症狀發生的重要病因。脊椎與脊源性疾病的發生要特別引起重視。

**與頸椎關節失衡相關的病症有：**

頭痛、失眠、嗜睡、高血壓、偏頭痛、健忘、慢性疲勞、眩暈、舞蹈病、過敏症、視力減退、耳聾、神經痛、神經炎、痤瘡、濕疹、過敏性鼻炎、喉炎、音啞、咽喉不適、化膿性扁桃體炎、頸部僵硬、上臂痛、指尖屈指不能、咳嗽、甲狀腺病症、凍瘡等。

**與胸椎失衡相關的病症有：**

喘息、咳嗽、呼吸困難、前臂及手腕麻木疼痛、胸痛、胸悶、支氣管炎、感冒、肺炎、胸膜炎、低血壓、貧血、末梢血管循環障礙、關節炎、神經性胃炎、消化障礙、胃痛等免疫力低下、呃逆、腎功能障礙、動脈硬化、慢性疲勞、腎盂腎炎、痤瘡、疔、癤、瘡、濕疹等。

**與腰椎失衡相關的病症有：**

便秘、結腸炎、闌尾炎、下肢痙攣、小便異常、痛經、流產、陽痿、膝關節痛、坐骨神經痛、腰痛、排尿困難、尿頻、背痛、原因不明的踝腫脹、足逆冷、足部血流障礙、足肌力低下、足肌肉痙攣等。

# 二、脊椎不正影響人體壽命而早衰

張海迪大家都很熟悉，她身患重症截癱，至今依然健康，為什麼？有人說：張海迪戰勝病魔的重要原因就是她的一坐，腰板總是挺直挺直的。今天年輕人之所以頭漲、頭暈、視物不清，其關鍵就在於坐得不直，頸椎失穩。

我突然想到中國的造字文化，「夭折」就是指人未成年就去世了，為什麼呢？因為「夭」折就是人的頭部歪斜而死，正常人站立時兩臂平直，頭頂天，天、地、人平行。仰臥時身體應呈「大」字形，換句話說，古人早就知道頭部異常彎曲的人容易早亡。

一位外國醫學家說，一個人多一道皺紋、多一根白髮都不是衰老的開始，而脊柱周圍肌肉柔韌性的改變才是衰老的第一徵兆。人們從出生之時脊柱就隨著體態而動，而出現曲度，脊柱就可能受到損傷。隨著年齡的增長，生活學習工作方式的變化，尤其是不正確的姿勢影響著脊柱的發育，從而產生不同程度的脊椎病，脊椎及相關性疾病直接影響著人體的健康。我在臨床密切觀察頸椎病發展過程，如頸椎小關節錯位可使穿行於橫突孔的椎動脈受到擠壓或扭曲，椎動脈受壓後可導致血液供應障礙，產生眩暈或暈厥、健忘，甚至腦萎縮。有很多患者就是因為頸椎引起的腦供血不足進而產生更嚴重的腦病而影響了壽命，這就是我常說的「知脊長壽」。

脊椎與健康有著密切的關係。生育是女性的天職，女性在懷孕期間，由於孕婦體重的增加，腹部體積的增大，

腰椎負擔極大地增加，從而導致孕婦脊柱受累，出現腰痛，雖然產後症狀消失，可是脊椎依然不平衡，導致女性的脊柱側彎。社會活動多是男性的特色，大腹便便是今天許多男性的特點，脊椎長期負荷過重，可發生增生性骨關節炎，表現為腰痛及腿痛。

防止脊椎損傷是伴隨著社會進步和高科技發展而形成的一個防病主流，同時也是家庭一族的保健主流。臨床實踐證明：脊椎生物力學的平衡失調是脊椎病的病理基礎，「穩態」被破壞是發病的基礎，外因條件、機體內部的變化日積月累的慢性損傷是脊椎病的重要病因。筆者因此提出正椎九條三十六字方針，以建立起一個完整的脊椎病防治體系。

本書將以正椎九條為段落分章介紹脊椎養生方法，只要我們堅持不懈，脊椎一定健康。

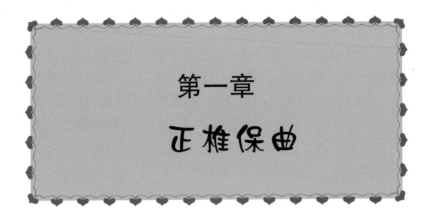

第一章

正椎保曲

　　正椎保曲是脊椎保健的第一環節，直立行走是人類進化的標誌之一，脊椎關節的緊密連結，構成了人體多維動態的平衡力學中心軸。脊柱的穩定是依靠周圍的肌腱韌帶構成的無數外力點、線、面來維繫其多元化的穩定整體。構成脊柱的各個組成部分之間和脊柱與內臟功能之間機構上是互相聯繫的，在功能上是互相協調的，在病理上是互相影響的。脊柱及其聯繫的各個組織器官之間，都有各自不同的功能，而這些不同的功能，又都是整體活動的一個組成部分，從而決定了脊柱和各組織器官之間在生理上互相聯繫，在病理上互相影響。

　　人體脊柱從側面看上下自然構成 4 個彎曲，即頸腰彎曲向前弓，胸骶彎曲向後挺，4 個不同的彎曲構成了人體軀幹部整體的挺直。自然的曲度分解了人體的重量，保護了內臟，緩解了大腦的震盪。而人體之所以能直立行走，從生物力學方面講，是由於脊柱的 4 個自然的「S」形曲度構成了軀幹與下肢的槓杆力作用。而人類從類人猿進化而

來，猿類之所以不能直立行走，是因為猿類的脊柱是筆直的，因此猿類不能抬頭，不能昂首挺胸。當嬰兒降生後，處於一種平躺狀態，脊柱是出生前的「C」字形；3個月後，新生兒頭慢慢抬起，脊柱出現第一個彎曲即頸曲曲度；6個月的幼兒能夠坐起來了，形成了脊柱的第二個彎曲即胸曲曲度；1歲時幼兒的脊柱形成了第三個脊柱彎曲即腰曲曲度，這是能夠行走的成果；1歲以後，小兒骶曲曲度發育得更加完美，可以奔跑、跳躍自如（圖1-1-1）。

隨著人類的進步、科學的發展、電腦時代的進入，操作者坐姿的不良又破壞性地導致人體曲度改變，形成了脊椎病的隱患。我們對200名年齡在35歲以下的電子行業操作工作者進行專業脊柱數位檢查發現，有160餘人出現曲度變直，其中有將近90人已經患有不同程度的脊椎病，另外一部分人根本沒有脊椎病症狀。脊柱作為一個複雜的整體，共同承擔人體的負重，協調肢體運動，是各種重要血管、神經的通道，決定了它們相互間生理和病理的內在聯繫。臨床上越來越多的觀察發現，同一曲度內或不同曲度間多個椎體同時存在病變，而且部分病人產生脊源性內臟功能紊亂、腦神經刺激症狀，在脊柱平衡狀態下，頸腰曲明顯大於胸骶曲，說明頸腰曲承載的功能較大，即頸腰曲改變比胸骶曲頻繁。脊柱的前突值大於後突值，原因可能是為了適應脊柱的功能，維持脊柱整體穩定。

在人體正常解剖生理範圍內，開展脊椎曲度再造訓練，能夠有效地緩解由於脊椎曲度變化引起的腦神經、內臟症狀。正椎保曲是脊椎養生的首要環節，可從平臥、坐、立幾方面進行。

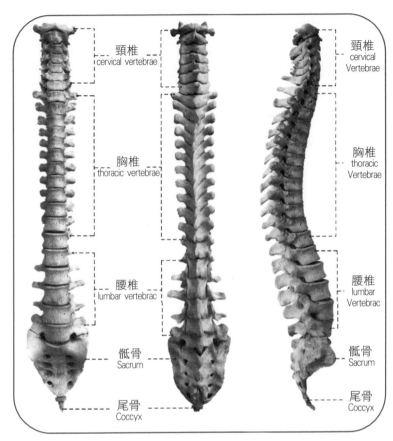

頸椎
cervical vertebrae

胸椎
thoracic vertebrae

腰椎
lumbar vertebrac

骶骨
Sacrum

尾骨
Coccyx

頸椎
cervical
Vertebrae

胸椎
thoracic
Vertebrae

腰椎
lumbar
Vertebrac

骶骨
Sacrum

尾骨
Coccyx

圖 1-1-1

　　人的一生有近 1/3 時間在睡眠中度過，睡姿是一種個人習慣，年輕人多喜歡仰臥位，中老年人多喜歡側臥位，有人喜歡「高枕無憂」，有人覺得無枕睡得香，更有人喜歡趴著睡。

　　不同的睡姿給人體脊椎及周圍軟組織帶來不同的影響，隨著年齡的增長也會造成睡眠慢性勞損失衡現象。

人體側面看上去是不平坦的，頭、肩、臀寬，頸、腰、足窄，如果長期側臥位將使脊柱側彎，將會成為頸、肩、腰、腿痛的發病因素。如果匍匐側臥位，會導致脊柱側彎、椎關節錯位。

我們推薦正椎保曲平臥調整法，可以從自身睡姿進行平衡調理，以免發生內外平衡失調，產生脊椎病病理隱患。

## 一、正椎保曲平臥調整法

**平臥靜息法：**

全身自然放鬆，仰面向上，平臥於床，雙手貼於臍下腹部，雙腳與肩同寬，與床面成 60°夾角，做腹式呼吸（吸氣時腹部鼓起，呼氣時腹部凹下）5～10 分鐘。

**平臥法：**

全身自然放鬆，仰面向上，平臥於床，將正椎調曲墊置放於頸部、腰部下方（圖 1-1-2）。若無正椎調曲墊，

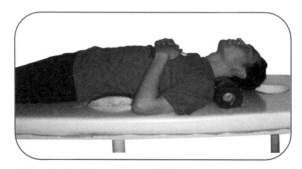

註：本圖手在胸部是為了使讀者能明顯地看到腰墊。

圖 1-1-2

可參考圖中的樣式自行準備。保持正椎調曲 20～30 分鐘，每天 2 次。

## 二、正椎健姿保曲法

　　**姿勢 1**：端坐於凳子上，上身保持中立位，抬頭挺胸，雙膝併攏，雙手置於雙膝上，臀部後 1/3 坐於凳子上，會陰懸於凳外，雙腳尖點地，足跟儘量抬高，使頸、胸、腰部有「挺拔」感（圖 1-1-3）。此法可鍛鍊脊椎兩側肌肉，保持脊柱平衡，調整生理曲度在正常狀態。

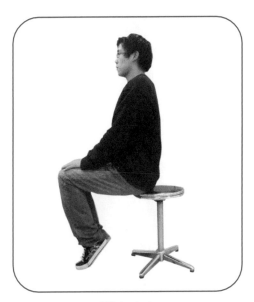

圖 1-1-3

　　**姿勢 2**：接上式，兩臂緩緩抬起，成「十字」位，堅持 10～20 秒（圖 1-1-4）。此法可鍛鍊頸肩部肌肉，保持和調節頸椎的正常生理狀態。

　　**姿勢 3**：接上式，雙臂與肩同寬，舉過頭頂，盡力伸展，頭部充分後仰（圖 1-1-5）。此法可調整頸部肌肉群，

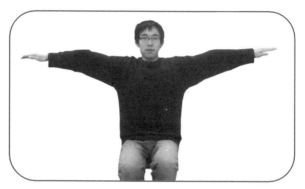

圖 1-1-4

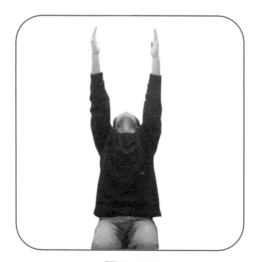

圖 1-1-5

矯正頸椎生理曲度。

　　**姿勢 4**：雙手中指點壓肩井穴（圖 1–1–6，圖 1–1–7）。
此法由刺激穴位達到通筋活絡、調理氣血的目的。

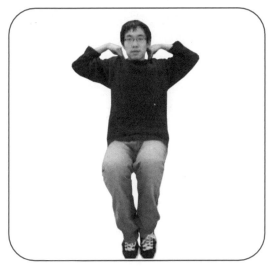

圖 1–1–6

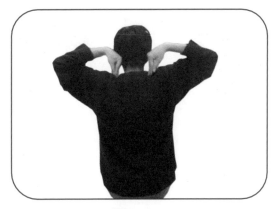

圖 1–1–7

## 三、站樁正椎保曲法

人的脊柱生理曲度是隨著人的直立行走而逐漸完善的，而脊柱的曲度改變又是因為不良姿勢造成的，因此我們提出「站樁正椎保曲法」。古人講，站如松。松樹多直立挺拔，對發育正常的人來講要保持頭部正直，目平視，肩膀平直，腹部平坦，臀部輕度後翹，兩腿站直，平均承負體重，這才符合生物力學的要求。

姿勢 1：兩腳開立與肩同寬，頭正頸直，重心線由耳根到肩關節中央、膝關節稍前，再通過腳踝前面站立。

姿勢 2：兩肩等高，與兩側髂前上棘平行，與地面平行，身體左右對稱，鼻準對肚臍，百會對會陰。

姿勢 3：兩臂微微抬起如抱球狀，全身放鬆，自然站立 10～20 分鐘（圖 1-1-8，圖 1-1-9）。

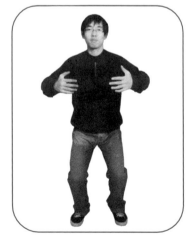
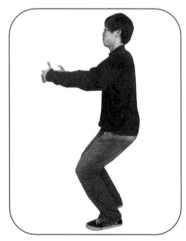

圖 1-1-8                    圖 1-1-9

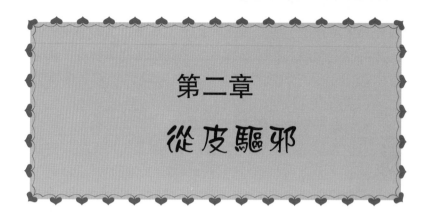

第二章

從皮驅邪

皮指人的皮膚，在中醫學中稱之為「皮部」，即皮膚之分部的意思，亦稱十二皮部。十二皮部是十二經脈功能活動反映於體表的部位，也是絡脈之氣散佈之所在。

脊椎病的防治也要從皮部開始，在臨床常見到病人由於受風著涼而頭痛、脖子痛、腰痛找醫生的，經檢查確診為頸椎病或腰椎病，其實已經病了好久了，著涼只是個誘因，皮部是邪氣進入之門。

## 一、拔罐療法是從皮驅邪的首選方法

大家都知道感冒和受風有關，中醫認為，外邪從皮毛侵入人體而發感冒。《素問‧皮部論》云：「是故百病之始生也，必先於皮毛，邪中之則腠理開，開則入客於絡脈，留而不去，傳入於經，留而不去，傳入於腑，廩於腸胃。」這是形容外邪由外而內、由表及裏的傳變過程。

脊椎病的治療分為 4 層：皮部、經筋、經絡、骨骼。

而外邪傷及脊椎，皮部首當其衝，皮部為人體的屏障。時下流行的空調病，如頸椎病，就是頸部長期處於冷風狀態下引起的僵硬、肌肉痙攣、疼痛，最終導致頸椎曲度變直，小關節錯位。

東漢醫聖張仲景所著的《傷寒論》中第一篇太陽病篇講的是傷寒病開始發病在體表。《傷寒論・辨太陽病脈證並治》：「太陽病，項背強幾幾、無汗、惡風，葛根湯主之。」指後項脊背間肌肉筋脈牽強凝滯不舒，多由風寒侵襲足太陽經，或氣血凝滯，脈絡不和所致。治療時應該溫散通絡，從皮表驅除外邪。

拔罐療法是從皮驅邪的首選方法，也是民間流傳最廣的方法。如清代趙學敏說：「凡一切風寒皆用火罐，以小紙燒見焰，投入罐中，即將罐合於患處；或頭痛，則合在太陽、腦戶或巔頂，臍痛則合在臍上，罐得火氣合於肉，即牢不可脫。」唐代王燾說：「刺破患處，用竹管吸拔出血。」我們從古代醫家的豐富經驗中看到了拔罐療法的諸多優點以及臨床的實用性。我們在臨床常看到有腰痛難忍的患者前來就診，行走極為困難，不方便做檢查，減輕疼痛是病人的第一需要。我們就選擇了王燾這種刺破患處，拔出血的方法，往往可以達到即刻減輕或解除痛苦的效果。20餘年來，我用此法「急救」患者無數，被病人稱為「神罐」。這種方法安全有效，無副作用，病人疼痛時先拔罐，使疼痛減輕之後再去檢查，最終確診。

## (一)拔罐能調整機體的陰陽平衡

1. 中醫認為，拔罐可以祛風散寒，疏通經絡，調整氣

血。如果脊椎周圍經絡不通則經氣不暢，經血滯行，可出現皮、肉、筋、脈及椎關節失養而不利或血脈不榮。透過拔罐對脊椎周圍皮膚、毛孔、經絡、穴位的吸拔作用，可以鼓動脊椎經脈氣血，從而濡養相關臟腑組織器官，溫煦皮毛，同時使虛衰的臟腑機能得以振奮，振奮陽氣，暢通經絡，調整機體的陰陽平衡，使氣血得以調整，從而達到「從脊祛病」的目的。

2. 現代醫學認為，拔罐治療時罐內形成的負壓作用，使脊椎周圍局部毛細血管充血甚至破裂，紅細胞破裂，表皮瘀血，出現自身溶血現象，隨即產生一種組織胺和類組胺的物質，隨體液周流全身，刺激各個器官，增強其功能活動，能提高機體的抵抗力。

3. 拔罐負壓的刺激，又能使局部血管擴張，促進脊椎局部血液循環，改善充血狀態，加強新陳代謝，改變局部組織營養狀態，增強血管壁通透性及白細胞吞噬活動，增強機體體能及人體免疫能力。

## (二)背腰部拔罐區域的劃分

背腰部罐口部位可分成 3 條區域：脊椎及兩條足太陽膀胱經線。

脊椎上有 8 個罐口部位：大椎區、神道區、後心區、後胃區、後腸區、命門區、腰中區、尾根區。

足太陽膀胱經第 1 條經線上排列 8 個罐口部位，與脊椎上的 8 個罐口部位相鄰並相合。這些罐口部位包括了五臟六腑的腧穴，對治療臟腑疾病有很大的作用。它們由上而下分別是：肺區、心俞區、血會區、肝脾上尖區、膽

區、胰區、腎俞區、腰區、中膂區。

足太陽膀胱經第 2 條經線上有 5 個罐口部位，它們分別是：後肺尖區、肝區、脾區、肝脾下尖區、腎區、側腰區。每個罐口部位與相鄰的罐口部位基本平行並互含。

### 1. 大椎區

屬督脈，含大椎、陶道兩穴位。正坐低頭第 7 頸椎與第 1 胸椎棘突之間的凹陷處取之。即低頭，頸後高骨下凹陷處（圖 2-1-1）。

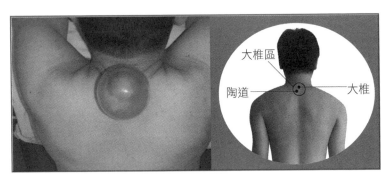

圖 2-1-1

【功能】

益氣養血，清熱寧心。

【主治】

頸椎病、頸項強痛、腰背痛、痹證、頭痛、感冒、咳嗽、哮喘、嘔吐等。

【治病原理】

大椎區的皮膚比較粗糙耐痛，所以多數人都能承受得

了。大椎區屬於督脈，從疏通任、督二脈，提高免疫力的
角度也要拔大椎區。從經絡循行方向看，陽經是從頭向下
行的，為了把頭頸部的疾患吸拔出去，也要拔大椎區。從
多數人實踐來看，治療頸椎病，吸拔大椎區的效果比較
好，比較明顯。

### 2. 神道區

　　屬督脈，含身柱、神道兩穴。在大椎區下，第 5、第 6
胸椎棘突之間的凹陷處取之（圖 2-1-2）。

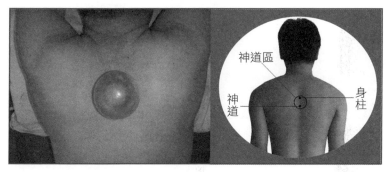

圖 2-1-2

【功能】
　　清熱散風，安神定志。
【主治】
　　後背痙攣疼痛、發熱惡寒、頭痛、咳嗽、中風、失眠
等。
【治病原理】
　　本區含有身柱、神道，身柱穴居兩肺俞之間，可治療

肺部疾病；神道穴在兩心俞之間，氣通心俞，主治神明病。本區對心肺的疾病有良好的效果，一般情況下，由於心火旺而引起的感冒發燒，拔此部位很有效果。

### 3. 後心區

屬督脈，在第7、第8胸椎間凹陷處取之，與前心相對應（圖2-1-3）。

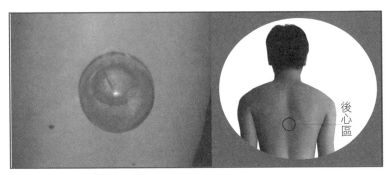

圖 2-1-3

【功能】
去除心火，清熱利濕。

【主治】
寒熱項強、腰背痛、心絞痛、心悸、癰疽、疔瘡、咳嗽氣喘等。

【治病原理】
本區可治療心臟、腰背肌肉風濕症，主治心神疾患，可將其他臟腑部位吸拔一個階段後，再拔此區。在突犯心絞痛時，吸拔此區能緩解病情。

### 4. 後胃區

在後心區下面，第 10 胸椎棘突下（圖 2-1-4）。

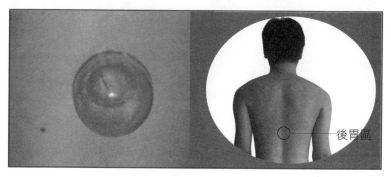

後胃區

圖 2-1-4

【功能】

強腰補腎，和胃止痛。

【主治】

項背強急疼痛、痙攣、抽搐、胃脘痛、肝病等。

【治病原理】

本區位於肝俞中間，主治肝、胃部疾病。同時對增生性脊柱炎、腰背風濕痛等都能起治療作用。

### 5. 後腸區

屬督脈，在第 11、第 12 胸椎棘突凹陷處取之，含脊中穴（圖 2-1-5）。

【功能】

健脾利濕，和胃止痛。

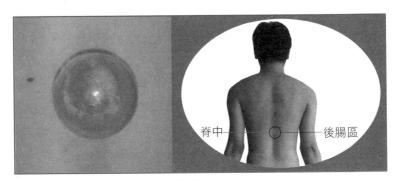

圖 2-1-5

【主治】

腰脊強痛、消化不良、胃脘痛、嘔吐、臌脹等。

【治病原理】

對於脊椎病、胃病、肝炎、肝硬化等病有良好效果。

6. 命門區

屬督脈，含懸樞、命門兩穴。在第 2、第 3 腰椎棘突間凹陷處取之，在後腰凹陷上端（圖 2-1-6）。

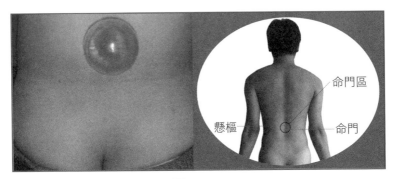

圖 2-1-6

【功能】

疏通調氣，固精壯陽。

【主治】

腰椎病、失眠、腹痛、水腫、月經不調、高血壓、胃炎、腸炎、陽痿、早洩等。

【治病原理】

本區命門穴在兩腎俞之間，主治腎臟疾病。

## 7. 腰中區

屬督脈，含腰陽關穴，在後腰的凹陷處取之，位於第4、第5腰椎棘突間凹陷處（圖 2-1-7）。

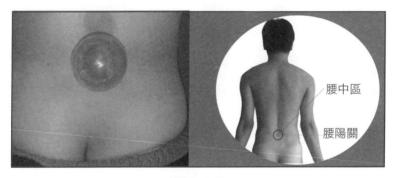

圖 2-1-7

【功能】

調益腎氣，強壯腰脊。

【主治】

腰骶痛、腰椎間盤突出、坐骨神經痛、下肢萎痹、遺精、陽痿。

【治病原理】

　　腰部、下肢有病，可拔此區。為疏通督脈，應大椎、腰中同時上罐，以便上下對應。腰中區是腰間盤突出的部位，應該堅持吸拔。

## 8. 尾根區

　　屬督脈，含腰俞穴及上髎、次髎、中髎、下髎穴（圖2-1-8）。

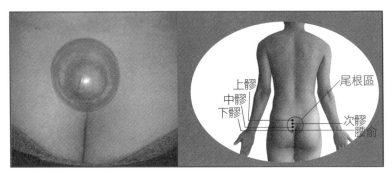

圖 2-1-8

【功能】

　　通調任、督二脈。

【主治】

　　腰脊強痛、坐骨神經痛、腰肌勞損、下肢麻痛、痔瘡、婦科病、 男科病等。

【治病原理】

　　本區之腰俞穴，主管傳送腎之經氣入腰，終於尾脊。因接近任脈，故此區可疏通任、督二脈。

### 9. 肺區

屬足太陽膀胱經，含大杼、風門、肺俞 3 個穴位。位於肩胛骨邊緣距脊椎最近處與脊椎連線的中點處，在大椎區斜下方取之（圖 2-1-9）。

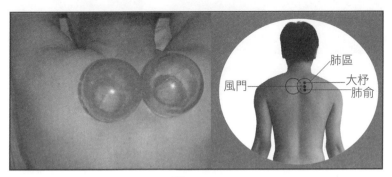

圖 2-1-9

【功能】

祛風宣肺，清熱和血舒筋。

【主治】

頸椎病、胸背痛、增生性脊柱炎、頭痛、中風、感冒發熱、咳嗽等。

【治病原理】

本區依肺而取，主要治療肺臟疾患。

### 10. 心俞區

屬足太陽膀胱經，含厥陰俞、心俞兩穴。第 5 胸椎棘突旁開，神道區旁（圖 2-1-10）。

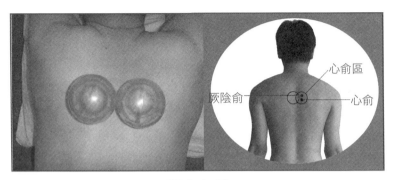

圖 2-1-10

【功能】

疏通心絡，寧心安神。

【主治】

心臟疾病、肺部疾病等。

【治病原理】

本區之厥陰俞為手厥陰心包經脈氣轉輸之處，心俞為心脈氣轉輸之處，因此本區主治心臟疾病。

11. 血會區

屬足太陽膀胱經，含膈俞穴。位於後心區旁，上罐時罐口邊緣接近脊椎（圖2-1-11）。

【功能】

和氣理血，祛痰開膈，疏通心脈。

【主治】

背痛脊強、惡寒發熱，心痛、腹痛、咳嗽、氣喘、咳逆吐血。

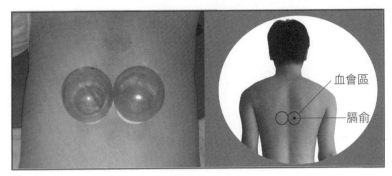

圖 2-1-11

【治病原理】

本區的膈俞為八會穴的血會，凡由於血瘀引起的疾病，均可拔罐治療。

12. 肝脾上尖區

含足太陽膀胱經的肝俞、膽俞、脾俞 3 穴。第 9 胸椎棘突旁開，後心區旁（圖 2-1-12）。

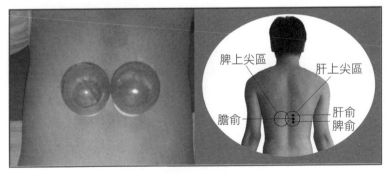

圖 2-1-12

【功能】

疏肝解鬱，和血安神，清泄濕熱，健運中陽。

【主治】

脊背痛、眩暈、頭痛、咳嗽、腦出血、黃疸等。

【治病原理】

本區在後胃區兩側，左側為脾上尖區，治療脾胃疾患；右側為肝尖上區，主治肝膽疾患。

### 13. 膽區、胰區

屬足太陽膀胱經，含脾俞、胃俞，在後胃區旁，肝脾上尖區的下面，第 11、第 12 胸椎棘突旁開，右側為膽區，左側為胰區（圖 2-1-13）。

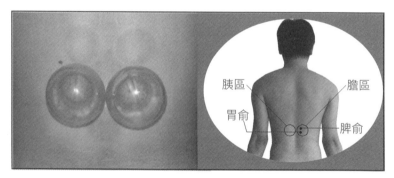

圖 2-1-13

【功能】

健脾利濕，和胃調中。

【主治】

脾胃病、肝病、膽病、黃疸、嘔吐、咳嗽、水腫、胰

腺病等。

【治病原理】

本區之脾俞穴近脾臟，胃俞穴近胃腑。人體的胰腺在胃、十二指腸後面，胰尾接脾，膽囊在右肝葉下部。此部位為治療胃、肝、胰腺的常用部位。

### 14. 腎俞區

屬足太陽膀胱經，含三焦俞、腎俞、氣海俞，在命門區旁（圖 2-1-14）。

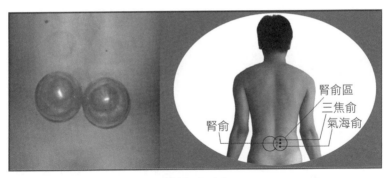

圖 2-1-14

【功能】

補腎益氣，調氣利水，通利三焦。

【主治】

腰骶痛、腿腳疼痛、腹痛、腹脹、腹水、腸鳴、耳鳴失音、夜盲、消渴、遺尿、遺精、陽痿、婦科病、男科病。

【治病原理】

本區之腎俞為腎臟經氣轉輸之處，三焦俞為手少陽三

焦經經氣轉輸之處，本區為陰陽調節之處。

### 15. 腰區

屬足太陽膀胱經，含大腸俞、小腸俞和關元俞，在腰中區兩側（圖 2-1-15）。

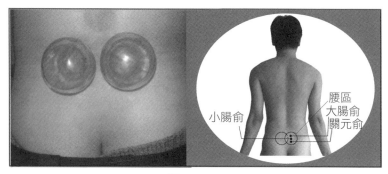

小腸俞
腰區
大腸俞
關元俞

圖 2-1-15

【功能】
疏調二腸，理氣化滯。

【主治】
腰脊強痛、腰骶痛、腰肌勞損、腹脹、腹痛、腹瀉、便秘、小便不利、遺尿、痛經、糖尿病、婦科病、男科病。

### 16. 中膂區

屬足太陽膀胱經，在尾根區兩側（圖 2-1-16）。

【功能】
壯腰健腎，清熱利濕，培補下元，疏調下焦。

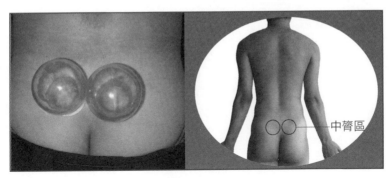

圖 2-1-16

【主治】

腰脊痛、坐骨神經痛、腰肌勞損、類風濕性關節炎、筋攣瘯縮、膝腳不遂、腎炎、下肢癱瘓。此區宜採用大口徑的罐具上罐。

### 17. 後肺尖區

在左右肺區旁，肩胛骨內邊緣上端，含天宗、秉風和天髎穴，此區又稱天秉區，與中府區相對稱，在肩後（圖 2-1-17）。

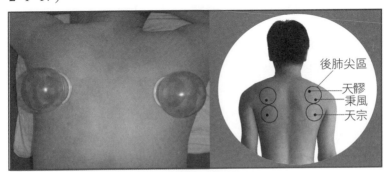

圖 2-1-17

【功能】

疏風散寒，舒筋活絡，利節止痛。

【主治】

頸椎病、頸項強痛、肩背拘急、肩關節周圍炎、上肢麻木疼痛、咳嗽、氣喘、感冒、肺炎、肺結核等。

## 18. 肝區、脾區

在肩胛骨邊緣下，與後胃區平行，人體肝臟的體表部分（圖 2-1-18）。

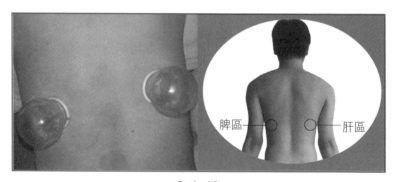

2-1-18

【功能】

清肝健脾。

【主治】

胸脇背痛、類風濕性關節炎、風濕病、糖尿病、心血管疾病、頭痛、頭暈、嘔吐、食慾不佳、身熱、黃疸。

【治病原理】

本區在後背的右側是肝區，左側是脾區，脾能生血，

提高免疫力；肝能藏血，血液中的毒素一般都經過肝臟，所以此區是經常要拔的部位。

### 19. 肝脾下尖區

在肝區的下面，與督脈上的後胃區平行，單獨取此部位，可以在肩胛骨下邊緣向下再一個罐口部位來確定本區（圖 2-1-19）。

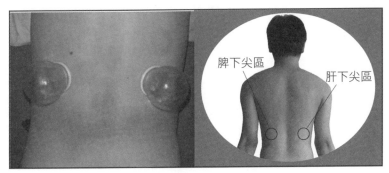

圖 2-1-19

【功能】

疏泄濕熱，和胃理氣。

【主治】

與肝區相同，是治療肝脾的重要部位。

### 20. 腎　區

在第 1、第 2 腰椎棘突外腎俞區旁，位於人體腎臟的體表部分（圖 2-1-20）。

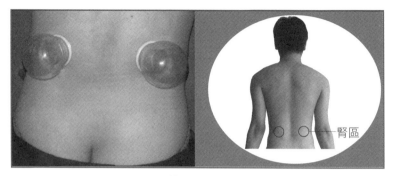

圖 2-1-20

【功能】

調理腸胃，化瘀消痞，補腎益精，清熱利尿。

【主治】

腰脊強痛、兩脇脹痛、肝病、胃病、腎炎、腎臟疾病。

【治病原理】

本區內部為腎臟，為左右腎區，有關腎臟的疾病可拔此處。

21. 側腰區

與腰中區平行，與左右腰區相鄰，在腎區下（圖 2-1-21）。

【功能】

疏通下肢，培補腎陽。

【主治】

腰腿痛、下肢疼痛、癱瘓、類風濕性關節炎、腎炎等。

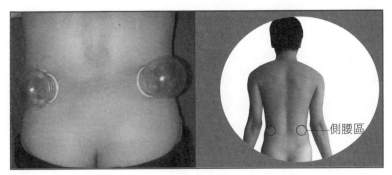

圖 2-1-21

## (三)拔罐方法

在拔火罐前，應該先將罐洗淨擦乾，再讓病人舒適地躺好或坐好，露出要拔罐的部位，然後點火入罐。點火時一般用一隻手持罐，另一隻手拿已點著火的探子，操作要迅速，將著火的探子在罐中晃上幾晃後撤出，將罐迅速放在要治療的部位；火還在燃燒時就要將罐口快速扣在患處，不能等火熄，否則太鬆，不利於吸出濕氣，要有罐口緊緊吸在身上的感覺才好。注意不要把罐口邊緣燒熱以防燙傷（圖 2-1-22）。

一般拔 10～15 分鐘就可將罐取下，取時不要強行扯罐，不要硬拉和轉動，動作要領是一手將罐向一側傾斜，另一手按壓皮膚，使空氣經縫隙進入罐內，罐子自然就會與皮膚脫開。

【拔火罐注意事項】

（1）拔罐時要選擇適當體位和肌肉豐滿的部位，若體位不當、移動、骨骼凸凹不平，毛髮較多的部位均不適用。

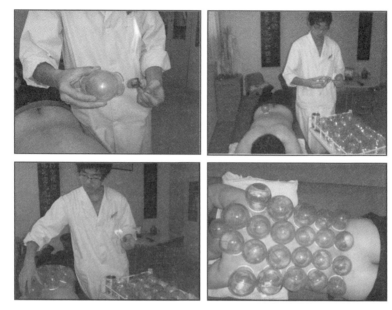

圖 2-1-22

（2）拔罐時要根據所拔部位的面積大小而選擇大小適宜的罐。操作時必須迅速，才能使罐拔緊，吸附有力。

（3）用火罐時應注意勿灼傷或燙傷皮膚。若燙傷或留罐時間太長而皮膚起水疱時，小的無須處理，僅敷以消毒紗布，防止擦破即可。水疱較大時，用消毒針將水放出，塗以龍膽紫藥水，或用消毒紗布包敷，以防感染。

（4）皮膚有過敏、潰瘍、水腫及大血管分佈部位，不宜拔罐。高熱抽搐者，以及孕婦的腹部、腰骶部位，亦不宜拔罐。

（5）有肺部慢性病的人不宜拔罐，會導致肺泡破裂。

（6）拔火罐後不宜馬上洗澡，以防著涼。

（7）不可長時間拔火罐，會導致皮膚感染。

## 二、脊椎拔罐防病法

脊椎拔罐能防治很多疾病，常見脊椎及相關疾病的正椎拔罐防治法如下。

### (一)頸痛、上肢麻木

由於頸部勞損、外傷引起的上肢疼痛或由於骨質增生引起的後背及上肢疼痛、麻木、冰冷、沉重等神經根症狀，還有受風著涼引起的頭、頸、肩、臂疼痛。

【主穴】
大椎、天宗、肩井（圖 2-2-1）。

【配區】
①大椎區。②後肺尖區。③肺區。④神道區。

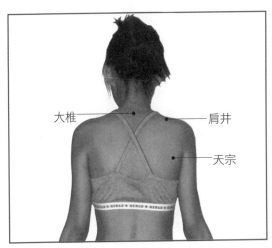

大椎　　肩井

天宗

圖 2-2-1

## （二）腰腿痛

腰肌勞損，腰椎間盤突出引起的腰痛、晨僵、起臥困難、下肢疼痛，行動無力，勞累受風加重。

【主穴】

大腸俞、命門俞、白環俞、膀胱俞、腰陽關、環跳（圖2-2-2）。

【配區】

①腰中區。②尾根區。③腰區。④腎區。⑤命門區。⑥側腰區。

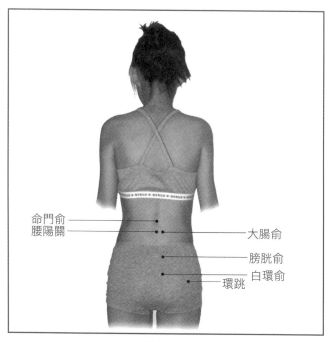

圖 2-2-2

## (三)坐骨神經痛

由於外傷，腰椎錯位出現的腰痛，疼痛可沿坐骨神經向臀部、大腿後側、小腿後側和外側，一直放射到腳。

【主穴】

大腸俞、小腸俞、膀胱俞、腰眼、殷門、承山（圖2-2-3）。

【配區】

①左右腎區。②左右腰區。③尾根區。④環跳。⑤風市。⑥足三里。⑦脾下尖區。⑧肝下尖區。⑨側腰區。

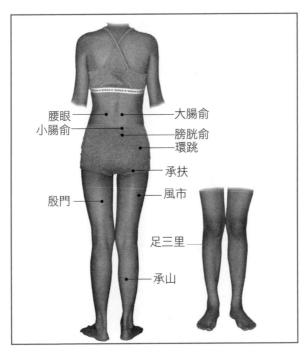

腰眼
小腸俞
殷門

大腸俞
膀胱俞
環跳
承扶
風市
足三里
承山

圖 2-2-3

## (四) 咽喉炎

急性咽喉炎有的可能與頸椎錯位有關，還伴有肺火，如咽喉不利、咽痛、咽喉有異物感。

【主穴】

大椎（刺絡拔罐）、肩井（圖 2-2-4）。

【配區】

①大椎區。②神道區。③腰中區。④肝區。⑤脾區。

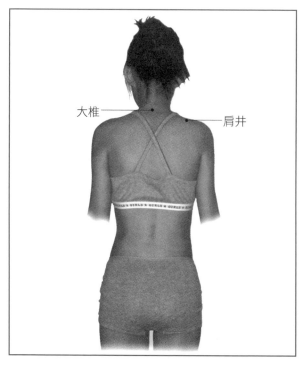

圖 2-2-4

## (五)哮　喘

以呼吸急促、喘鳴有聲，甚至張口抬肩、難以平臥為特徵，現代醫學認為哮喘發作時氣管平滑肌會發生痙攣，而從脊椎病角度來看，則是頸或胸椎小關節錯位而導致支氣管平滑肌痙攣。從脊椎角度治療哮喘當消除病因，恢復脊椎內外平衡。

【主穴】

肺俞、大椎、膏肓、定喘（可刺絡拔罐）、風門、腎俞（圖2-2-5）。

【配區】

①神道區。②命門區。③肝區。④脾區。⑤大椎區。⑥腎區。⑦肝上尖區。⑧脾上尖區。

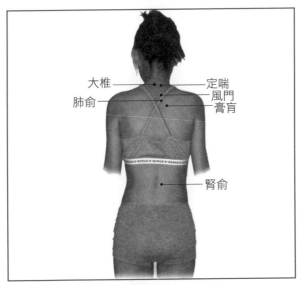

圖 2-2-5

## (六)糖尿病

胸椎 9 至腰椎 12 錯位與糖尿病有關，糖尿病的典型症狀是「三多一少」，即多尿、多喝、多吃和體重減輕；乏力，女性外陰瘙癢。

【主穴】

腎俞、太谿、三陰交（圖 2-2-6）。

【配區】

①大椎區。②脾區。③肝區。④後胃區。⑤腎區。⑥神道區。⑦脾上尖區。⑧肝上尖區。⑨命門區。⑩脾下尖區。⑪肝下尖區。⑫腎俞區。

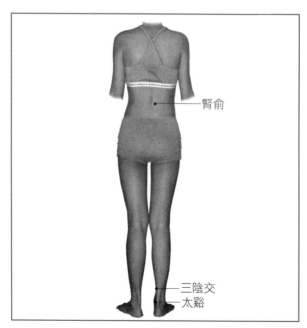

圖 2-2-6

## (七)高血壓

頸椎椎體錯位，增生刺激交感神經使其興奮而血壓升高。

【主穴】

大椎、天宗、肩井（圖 2-2-7）。

【配區】

①大椎區。②脾區。③肝區。④腎區。⑤肺區。⑥命門區。⑦神道區。⑧脾下尖區。⑨肝下尖區。⑩後心區。⑪腰中區。

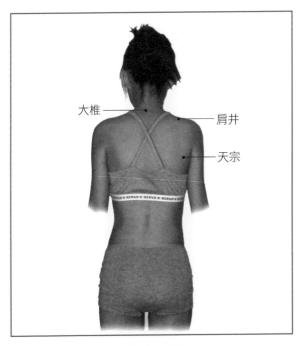

圖 2-2-7

## (八)胃腸疾病

隨著年齡的增長，人體椎間盤的退變，腰椎內平衡穩定性降低，多種原因導致腰椎小關節旋轉錯位，腰椎失穩，使脊神經受到刺激或損傷，從而反射性引起腹腔臟器血管、平滑肌的痙攣、缺血，導致腰痛、腹痛、腹脹等胃腸功能紊亂。

【主穴】

脾俞、胃俞、大腸俞、腎俞、腰陽關（圖 2-2-8）。

【配區】

①肝區。②脾區。③脾下尖區。④肝下尖區。

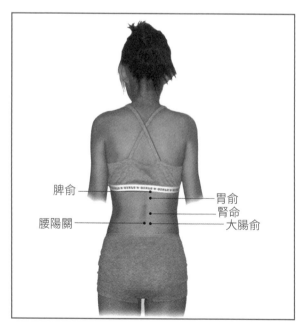

圖2-2-8

## (九)膽囊炎

從脊椎角度來看多是胸椎小關節錯位，刺激壓迫神經，使之神經功能發生紊亂而造成奧狄括約肌及膽囊管發生痙攣，使膽汁不能正常排出，造成膽汁瘀滯，膽囊壁受到刺激，從而發生右上腹的脹痛、隱痛或不適，呈持續性或右肩胛區疼痛，疼痛常在頸、肩、胸、背部勞累後發生，休息後減輕。

【主穴】

肝俞、膽俞、期門、脾俞、心俞（圖2-2-9）。

【配區】

①膽區。②肝區。③命門區。④後胃區。⑤脾下尖區。⑥腎區。

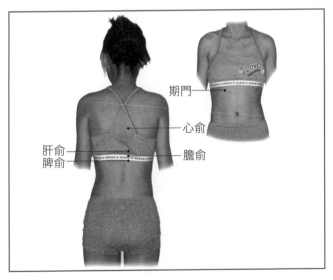

圖2-2-9

## （十）男性陽痿、早洩、不育

脊柱力學平衡改變可引起男性的陽痿、早洩、不育及性慾減退症狀。經過脊椎生物力學平衡的調整，症狀可以消失。脊髓的勃起中樞在骶髓 1～3 節段，並受大腦皮質的控制，腰骶椎的錯位影響勃起中樞的興奮。

【主穴】

腎俞、命門、腰陽關、次髎（圖 2-2-10）。

【配區】

①大椎區。②脾區。③肝區。④腎區。⑤神道區。⑥脾上尖區。⑦肝上尖區。⑧命門區。⑨肝下尖區。⑩腰區。

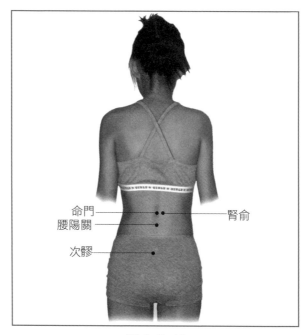

命門
腰陽關
次髎
腎俞

圖 2-2-10

## (十一)痛 經

骨盆不正、腰椎關節失穩引起神經中樞垂體功能紊亂，使肝腎功能失調、氣血運行障礙，進而導致痛經，症見下腹痛，放射至陰道、肛門及腰部，可伴有噁心、嘔吐、尿頻等。

【主穴】

腎俞、大腸俞、八髎（圖 2-2-11）。

【配區】

①肝下尖區。②脾下尖區。③脾區。④肝區。⑤腎區。

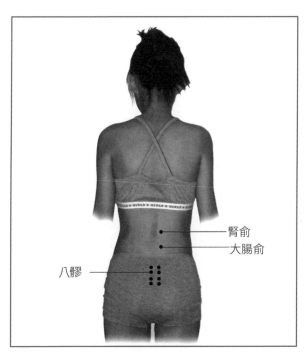

圖 2-2-11

## 三、正椎驗方

### (一)膏藥貼敷方

#### 1. 半夏秫米烏頭膏　【正椎驗方】

【材料】

秫米 10～20 克，生半夏 3 克，生烏頭 3 克。

【製法】

將秫米用沙鍋熬製成膏狀，冷卻後將生半夏粉末、生烏頭粉末混入為膏，均勻塗於紗布上，敷於患處。24 小時一換藥，7 天 1 個療程。

【功效】

祛風化濕，活血除痺。用於頸部、腰部疼痛。

#### 2. 薑黃除痛膏　【正椎驗方】

【材料】

薑黃 15 克，黃柏 15 克，五加皮 10 克，生蒲黃 10 克，天南星 10 克，冰片 5 克。

【製法】

研為細末，依患椎面積大小取適量藥粉，用生雞蛋清調為膏狀，塗於紗布上，敷於患處。24 小時一換藥，7 天 1 個療程。

【功效】

清熱化濕，祛風止痛。用於頸部、腰部疼痛。

## (二)溫粥發散方

### 1. 葛根白米粥　【頸部正椎保健方】

【材料】

葛根 10 克，大米適量，核桃仁數枚。

【製法】

葛根加水 500 毫升，煮 10 分鐘，藥液去葛根加大米、核桃仁，熬製成粥。

【用法】

清早起床喝上一碗熱粥，可以幫助保暖、增加身體禦寒能力，能預防風、寒、濕邪侵襲人體，所以對脊椎病及脊源性疾病有著積極的預防和保健效果。

### 2. 骨髓強脊粥　【腰椎正椎保健方】

【主料】

動物脊髓 50 克，大米 50 克。

【配料】

杜仲、枸杞子各 12 克，桂圓肉 15 克，牛膝 10 克，懷山藥 30 克。

【製法】

配料洗淨，共入鍋內，加水適量，武火煮沸，文火煎 20 分鐘，加適量花生油、鹽、蔥、薑等配料，取湯待用。將脊髓切細絲，湯中加入脊髓絲、大米熬製成粥。

【用法】

早晚服食。

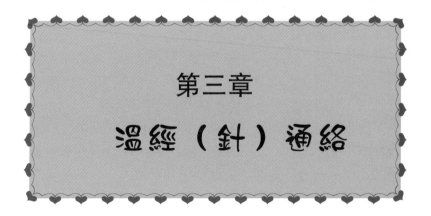

　　溫經（針）通絡是正椎層次治療脊椎病的第三層含義，也是解決脊椎病病理反應之一的經絡不通的主要治法。

　　中醫講「通則不痛，痛則不通」，所謂的不通是指經絡氣血運行障礙，包括運行不暢和瘀滯不通。在脊椎及背部的氣血運行過程中，體現了督脈、足太陽膀胱經等經脈的氣血運行，乃至調節五臟六腑之內臟功能的情況。

　　溫經（針）通絡法的制定是以針刺手法為基礎，改變氣血動力學的基礎調整方法。其推動氣血不停地運動，消除氣血的運行障礙，使陽氣的溫煦功能增強，脈道舒展，經脈拘急不利症狀改善。

　　疼痛是氣血運行障礙的外在表現，六淫之邪則是導致氣血運行障礙的首要禍根，其中寒濕邪屬陰傷陽，寒主收引，其性凝滯，故寒邪入侵使氣血運行的動力受損，氣血運行無力，又使脈道蜷縮拘急，脈道不暢。

　　溫經（針）通絡法是古人祛寒通經的經驗結晶。可是

隨著人們生活品質的提高，對治療方法也更加挑剔，針刺技術是比較被人挑剔的一種傳統治療手段，它刺之痛，也易於感染，還會出現暈針等不利因素，不適宜在家庭中進行應用，無損傷刺灸法逐步代替了部分針刺方法。

從直接灸到隔物灸到艾條灸這一過程，一個重要原因就是為了減輕疼痛，減少損傷，因此，針對21世紀脊椎及相關疾病的高發、亞健康人群的迅速增多、自我防病保健意識的增強，溫灸尋求到了又一個效果可靠、應用安全、方法簡便的防病方法。

## 一、以灸代針是溫經通絡的最好方法

以灸代針法是用艾絨等做艾柱，燒灼或燻烤體表經絡和穴位，產生一定的刺激信息，通過經絡、神經等信息傳遞系統輸入到有關臟腑，可對病變臟腑、脊椎進行調整，達到治療目的。或在身體穴位或某一部位，或者在體表放置薄片生薑等，隔薑燻烤（圖3-1-1）。

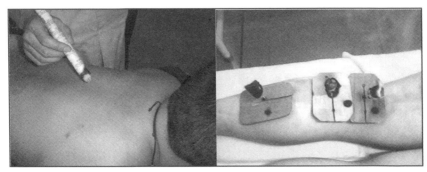

圖 3-1-1

## 二、溫灸防病法

### (一)頸椎病

臨床常見到頸椎疼痛、麻木者拖著胳膊喊難受又沒時間去醫院，您可以用阿是穴溫灸法。阿是穴就是疼痛點，請家人或朋友幫你摸摸，很好找的。

【方法】

點燃艾條，灸阿是穴，配灸大椎、肩井等穴位，以患者有溫熱感為度，每次 20 分鐘，注意要動態溫灸，不要集中一點不動，以免灼傷皮膚。

堅持 10 次就可以見到效果，一定要堅持。

### (二)腰椎病

腰痛、晨僵，活動受限，影響了很多中青年人的生活和工作。重者腰椎間盤突出就要手術。也可選擇溫灸的方法，請家人或朋友幫你摸摸阿是穴，就是痛點。

【方法】

取自製的正椎活血紗布（下面有做法）敷於阿是穴部位，點燃艾條灸，以阿是穴為主，配灸紗布區，以患者有溫熱感為度，每次 20 分鐘，注意要動態溫灸，不要集中一點不動，以免灼傷皮膚。堅持灸療就可以見到效果，堅持是免於手術的關鍵。

正椎活血紗布製作方法：將中藥薑黃、川草烏、延胡索各20克打為粗末，用高度白酒500毫升浸泡，浸泡1週取藥酒，用藥酒浸泡紗布備用。

## (三)青少年頸源性近視

近視是青少年的常見症狀，它影響孩子的學習，分析原因或為遺傳或為疾病，還有更重要的原因可能是患有頸椎病，頸源性近視可選擇溫灸來活血通經，改善視力。

【方法】

點燃艾條頂端，先灸風池、大椎、肝俞等穴，再灸眼周圍腧穴，每個部位灸1～2分鐘，灸至皮膚微紅，感覺溫熱為度。

## 三、溫灸器灸法很簡單

溫灸器是一種特製的金屬盒，外形分盒體和持柄兩部分。盒體上下各有多個小孔，上孔可以通風出煙，下孔用以傳導溫熱。內另有小盒一個，可置艾或藥物燃燒。使用時，先將艾或藥物點燃，置灸器於應灸之處或作來回溫熨，使溫熱傳至體內，有調和氣血、溫經散寒的作用。透過疏通經絡，調和氣血，達到治療疾病的目的。

溫灸方：白附子10克，薑黃15克，秦艽15克，威靈仙10克，細辛30克，蒲黃10克，白芷15克，延胡索15克，伸筋草15克，三七粉15克。

【製法】

將上述藥物研為細末備用。

【用法】

將一層艾絨平鋪於溫灸器底部，厚度適中，將準備好的藥粉鋪撒於艾絨上薄薄一層，在藥粉上再鋪置一層艾絨。從底部點燃，使用時溫度過高時，可在溫灸器與皮膚之間墊放適量紗布以防燙傷（圖3-3-1）。

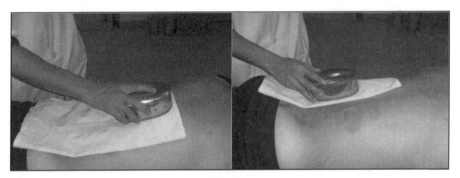

圖 3-3-1

【功能與主治】

溫通經脈，散寒鎮痛。用於風寒阻絡所致脊椎病、頸腰背疼痛、四肢關節冷痛，風寒內停引起的脘腹冷痛、虛寒泄瀉，慢性虛寒型胃腸炎、慢性風濕性關節炎。

【禁忌證】

①凡實證、熱證、陰虛內熱者禁灸。

②傳染病一般不宜用灸法。

③孕婦，高熱、急性炎症（腸癰、急腹症）、大饑、大飽、醉酒、大驚、精神病者禁灸。

④面部、眼周、心臟、大血管、黏膜等處不用瘢痕灸，一般灸也應慎用。

## 四、藥熨法療效顯著

藥熨法是運用中藥為介質結合手法作用於脊背部，主要作用於督脈、足太陽膀胱經、足少陽膽經等 5 條經脈及穴位。

方法是將中藥裝入紗布袋，用白醋浸濕，置鍋中蒸熱，利用中藥的溫熱藥力，將藥性透過體表毛竅透入經絡、血脈，從而激發和振奮體內陽氣，令陽氣旺盛，從而達到溫經通絡、活血行氣、散寒止痛、祛瘀消腫等目的（圖 3-4-1）。

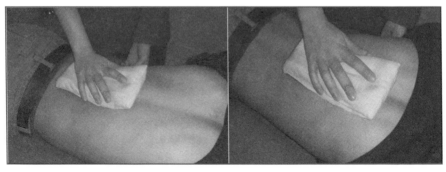

圖 3-4-1

【禁忌證】

皮膚損傷早期、潰瘍、炎症、水疱等禁用；腰背部、腰骶部局部無知覺處或反應遲鈍處忌用；麻醉未清醒者禁用。

## （一）腰椎間盤突出症

【組成】

川烏 5 克，草烏 5 克，天南星 10 克，乳香 10 克，沒藥 10 克，當歸 15 克，寄生 15 克，老鸛草 20 克，薑黃 15 克，伸筋草 20 克，桂枝 5 克，續斷 10 克，獨活 10 克。

【方法】

將中藥裝入紗布袋，用白醋浸濕，置鍋中蒸熱，反覆熨燙腰骶部痛處，每日 1 次，每次 30 分鐘，每日 1 包。熨燙溫度以患者局部有溫熱舒適感而不燙傷皮膚為度。中藥熨燙後行自療手法治療，之後需臥床休息，加強腰背肌功能鍛鍊。

## （二）頸、肩、腰、腿痛

【組成】

川烏、草烏各 6 克，老鸛草 10 克，青風藤 15 克，天南星 10 克，葛根 10 克，川牛膝 15 克，乳香 10 克，沒藥 10 克，薑黃 20 克，蜈蚣 3 條，羌活 10 克。

【方法】

將中藥裝入紗布袋，用白醋浸濕後，置鍋中蒸熱，反覆熨燙頸、肩、腰、腿、痛處，每日 1 次，每次 30 分鐘，

每日 1～2 次，每劑藥用 3 天。熨燙溫度以患者局部有溫熱舒適感而不燙傷皮膚為度。中藥熨燙後行自療手法治療，之後需臥床休息，加強頸、肩、腰、腿周圍肌肉功能鍛鍊，關節活動度訓練。注意避風和保暖。

# 第四章

# 理筋正椎

　　在脊椎病的防治過程中，理筋是一個關鍵環節，我們在臨床接待患者中最多見的是為疼痛筋僵而來找醫生的，那在你周圍也一定常聽人念叨「渾身脖子腰不得勁」。

　　比如：老王非常喜歡晨練，可是早晨一起床就感覺腰發「板」、疼痛，起床非常困難，既影響心情，也影響了每日的晨練，於是他去諮詢醫生要解決早晨腰部不適的問題。

　　李女士白天在單位主要從事秘書工作，整天離不開電腦，下班以後她最發愁的就是開車時手臂持續性的疼痛、麻木，脖子的酸脹、發僵，頭發暈，這既影響了正常駕駛，也影響她給家人做飯、幹家務等正常生活。

　　這樣的例子很多，病情重的去找醫生，輕者就忍著。脊椎病及脊源性疾病已經普遍存在於現代社會各個階層的人群中，其最主要的一個症狀莫過於「疼痛」，早在春秋戰國時期的中醫經典著作《黃帝內經》就記錄有「以痛為腧」的名言，至今仍在指導臨床。

　　而今天的醫生又發現在普遍存在的肌肉骨骼系統的另一個中心點，有醫生叫它肌筋膜觸發點，無論古今醫生怎麼說都離不開筋，「筋」是維繫人體運動系統的重要組成部分，治療脊椎病不正椎不行，正椎不先理筋更不行。

　　理順經筋是防治脊椎病的重要手段，在脊椎病的防治過程中最基本的操作方法是先用摸、按、推、摩、揉、擦，以疏鬆肌肉、鎮痛解痙、散瘀活血為主；然後再用點、撥、扳、屈伸、旋轉、牽抖、搖晃等手法理順經筋、活動關節、分離粘連、矯正脊椎；最後運用叩擊、揉搓、運展等手法，調和氣血，調理經筋經脈。

　　脊椎的小關節錯位往往被忽視，可是中醫脊椎科醫生卻很重視，中醫文獻提出了「骨錯縫，筋出槽」的理論，當骨錯縫後必然會引起筋出槽、扭曲、離合弛縱，日久逐漸發生痙攣、粘連。

　　這就是脊椎內外平衡失調的筋骨表現，骨錯縫實際是正常的解剖位置的改變，它的改變涉及肌肉筋膜繼而累及脊神經、脊髓、椎動脈，也可通過血管、神經的反射作用使相應的脊髓節段支配的內臟器官發生功能性的異常。

　　為了使大家更好地重視脊椎的養生保健，我們將一些簡單、實用、有效的方法介紹給大家。

## 一、理筋正椎的基本手法

## (一)揉 法

【手法】

用手掌或掌根或拇指指腹貼在皮膚上,輕輕迴旋著揉動(圖4-1-1)。

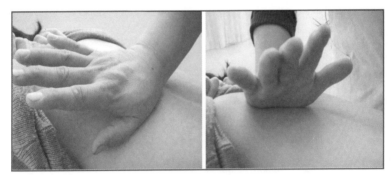

圖 4-1-1

【作用】

消散外傷引起的腫脹和氣血凝滯,促進血液、淋巴暢流無阻,也有緩和強手法的刺激和減輕疼痛的作用。

## (二)搓法

【手法】

兩手掌自然伸開,五指併攏,緊貼皮膚上,相對用力,方向相反,來回搓動肌肉,搓必須雙手同步進行(圖

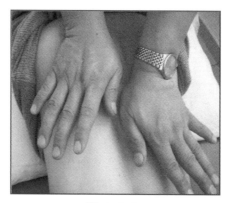

圖 4-1-2

4-1-2）。

【作用】

使皮膚、肌肉、筋膜鬆弛，血液流暢，促進組織代謝，消除肌肉的酸脹、疲勞，提高肌肉的工作能力。

## (三) 捏　法

【手法】

拇指分開，其餘四指併攏，呈鉗形。拇指和四指捏住肢體的肌肉，不斷地用力，進行合作動作，操作時移動或不移動均可（圖 4-1-3）。

【作用】

促進痙攣的肌肉恢復正常，同時也可消除組織水腫和肌肉酸脹、疲勞感，緩解肌腱攣縮等。

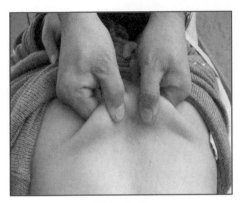

圖 4-1-3

## (四)摩擦法

【手法】

　　手掌自然伸開，五指併攏，全掌緊緊貼壓於皮膚上，做圓形和直線形的摩擦。也有用拇指指腹做的（圖 4-1-4）。

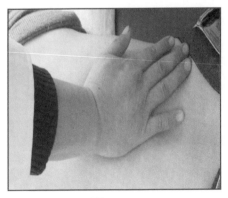

圖 4-1-4

【作用】

對組織是一種強有力的良性刺激，能興奮肌纖維和神經。摩擦後局部大量生熱，能提高局部溫度，加速血液、淋巴液循環，調整血液重新分配和改善組織營養等。

## (五)推壓法

【手法】

手掌自然伸開，四指併攏，拇指分開，手呈鉗形，以手掌根部及小指側緊貼壓於皮膚上，做直線向前推壓。在脊柱上是用兩拇指呈「八」字形沿脊柱兩側推壓（圖4-1-5）。

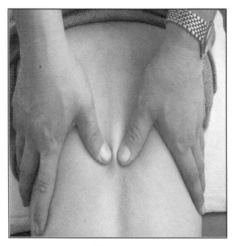

圖 4-1-5

【作用】

消散積氣，化瘀，舒筋活血，消腫止痛。

## (六)提彈法

【手法】

根據部位不同的需要，用拇指、食指、中指，或拇指與其餘四指，將肌腱或肌肉提起，然後放開時彈撥（圖4-1-6）。

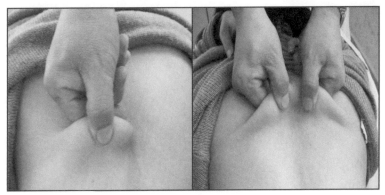

圖 4-1-6

【作用】

能強烈地刺激神經、肌肉、肌腱，有助於使緊張的肌肉鬆弛，促進血液暢通，恢復神經感覺，強健萎縮的肌腱。

## (七)叩砸法

【手法】

用手指指尖或握成空拳叩擊肌肉。空拳蓋擊：各指向掌心屈曲，呈空握拳狀，以各指中節指背及根部叩擊肌肉（圖4-1-7）。

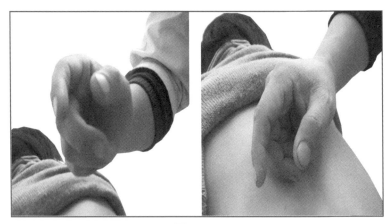

圖4-1-7

【作用】

能振動肌肉，促使血液循環暢通，消除疲勞。

## (八)抖動法

【手法】

抖動是一種被動活動的按摩法（圖 4-1-8）。

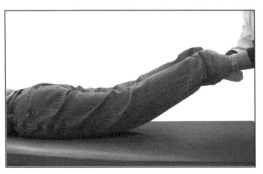

圖 4-1-8

【作用】

鬆弛肢體、肌肉、骨節，緩解肌肉痙攣。

## (九)掌側擊法

【手法】

兩手手指伸直並自然稍稍分開，以小指一側擊砸肌肉
（圖 4–1–9）。

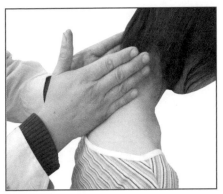

圖 4–1–9

【作用】

能使肌肉受到較大的振動，可以興奮肌纖維、神經，
消除疲勞，緩解疼痛。

## (十)拍擊法

【手法】

用指腹或手掌輕輕拍擊，單手雙手均可（圖 4–1– 10）。

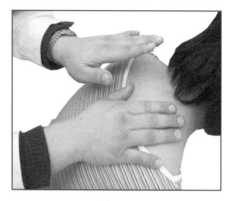

圖4-1-10

【作用】

調理氣血，緩解胸腹悶痛，消除肌肉腫脹。

## (十一) 動脊法

【手法】

患者雙腿交叉離床屈髖屈膝，盡力貼近胸部，操作者一手託病人骶部，一手固定腿部，進行搖動（圖4-1-11）。

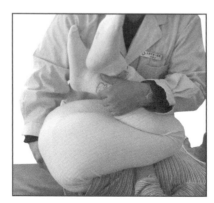

圖 4-1-11

【作用】

鬆弛骨節，促進血液循環。

## (十二)拉脊法

【手法】

患者坐位，令其兩手交叉扣住，置於枕部。術者在其後面，用兩手從患者胸前伸入其肱骨之前、尺橈骨之後，並握住尺橈骨下段，囑患者身體略向前傾，術者兩手同時做向後上方用力提拉（圖4-1-12）。

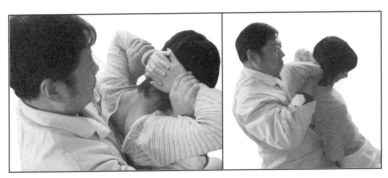

圖4-1-12

【作用】

鬆弛骨節，促進血液循環。

## 二、正椎叩脊養生術

### (一)鬆背理筋叩脊法

#### 1. 摸脊椎、筋經

用拇指循摸患者脊椎棘突，以及脊椎兩側軟組織，檢查是否有腰痛點或結節。

#### 2. 放 鬆

用揉法放鬆脊椎兩側肌肉，方向從頸部至腰部。

#### 3. 推 法

塗抹正椎活血膏適量，用雙手拇指推棘突兩側肌肉，從頸椎兩側推至腰骶部兩側。反覆數遍。

#### 4. 叩脊法

兩手手指伸直並自然稍稍分開，以小指一側擊砸脊椎兩側肌肉。反覆數遍。

適用於頸部疼痛，後背痛，腰疼，脊背僵硬、活動受限等脊椎病患。

### (二)五分熱腰法

患者俯臥位，用揉法放鬆腰部肌肉，手掌緊貼皮膚，沿腰椎兩側肌肉群，自胸椎下段推至骶部。推脊時，呼吸要與手的推拉協調，呼氣時用力向下推，吸氣時向上拉，

速度適中，用力均勻，反覆數遍，直至腰部皮膚發紅，並有發熱感，且熱感透至腹部為宜。

適用於腰部惡寒、腰肌酸痛、下肢發涼、腹痛、痛經、前列腺炎等。

### (三)醒腦叩井法

全身放鬆，自然站立，兩腳開立與肩同寬，雙臂自然甩起。

1. 雙臂從體前上舉過頭。

2. 肘關節彎曲，用食指掌指關節點打肩井穴。肩井穴在肩峰與第 7 頸椎連線的中點，它屬於足少陽膽經穴位。在該穴處按摩，有鼓舞氣血運行周身的作用，故有歌訣云：「肩井穴是大關津，掐此開通血氣行，各處推完將此掐，不愁氣血不周身。」在肩井穴叩擊，有助於治療頸椎病、落枕、肩關節周圍炎等病引起的頸項肌肉痙攣、項背強痛、肩臂疼痛、上肢活動不利。

透過現代研究，有專家提出肩井穴是人體的「喪鐘」，如果肩井周圍肌肉持續酸痛緊張，將意味著顱腦供血的不足，警示腦血管會突發意外。

適用於頸椎疼痛、活動受限，肩周炎、頸性眩暈、頭痛、健忘等。

### (四)乾梳頭推頸法

雙手如爪，置於頭部，用指腹從前額髮際推至後腦髮際，再用雙手拇指點按風池穴，雙手拇指接著推按頸部兩側直至大椎。

適用於頭痛、頭暈、視物不清、耳鳴、頸部疼痛等。

## (五)擊腹振腰法

雙手握空拳，擊打臍旁開 4 指處，從肋緣下擊打至恥骨聯合部。反覆數次。

雙手握空拳，擊打臍正中線（即任脈），從中脘擊打至中極。

擊打完畢，用手掌推腹部。推腹時，呼吸要與動作協調，呼氣時向下推腹，吸氣時向上拉回。

適用於腰痛、腰酸、腰椎側彎、腹脹、便秘、腹部突出、頸部前伸等。

## 三、頸椎保護操作程式

### 1. 摸　法

摸頸椎及周圍肌肉尋找隆、厚、痛等陽性失衡點和肌筋膜疼痛點（圖 4-3-1）。

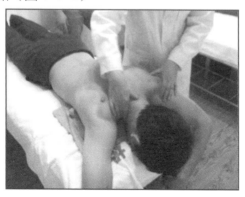

圖 4-3-1

## 2. 放　鬆

放鬆頸椎及上肢周圍肌肉，如胸鎖乳突肌、斜方肌、頭夾肌、肱二頭肌、肱三頭肌等。主要用點、按、揉、拿、滾等法（圖 4-3-2）。

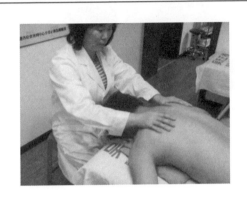

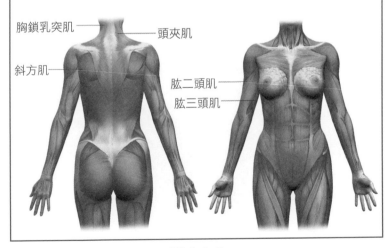

圖 4-3-2

### 3.奇 砭

　　頂風池，點按頸部、頸椎及胸上段夾脊穴，疏理斜方肌、肩胛縫，每個部位點按疏理 5～10 遍（圖 4-3-3）。

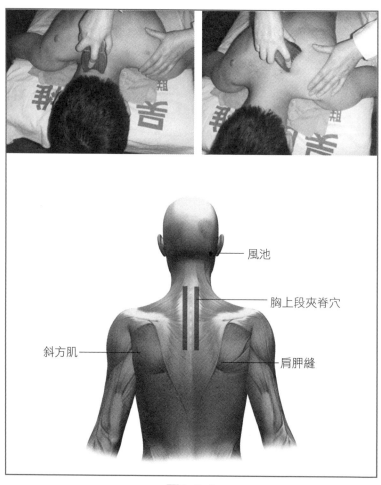

風池

胸上段夾脊穴

斜方肌

肩胛縫

圖4-3-3

### 4. 循經點穴

點風池、大椎、肩井、臂臑、曲池、手三里、內關、合谷穴。再點按風池，拿頭皮（圖4-3-4）。

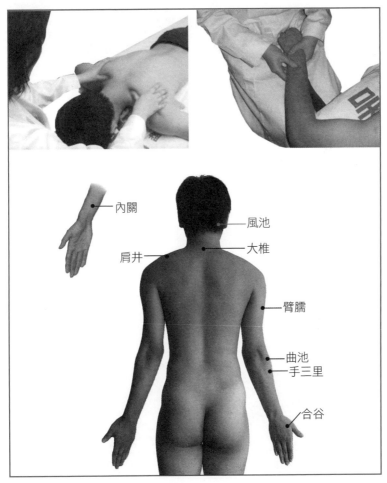

圖4-3-4

### 5. 提拉頂提

患者仰臥位，操作者左小臂頂提，右小臂放在下頜部提拉，反覆提拉頂提 5～10 遍（圖4-3-5）。

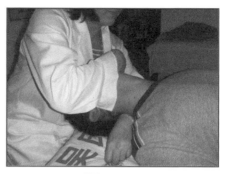

圖 4-3-5

### 6. 正　椎

右手托在枕部，左手托下頜，右手向右適度旋轉；左手托在枕部，右手托下頜，左手向左適度旋轉。

### 7. 理　筋

抹印堂、前額至太陽，然後托頸部拉筋拿肩井，推上肢。也可選擇坐位，操作者站其身後，步驟同俯臥位，如圖4-3-6。

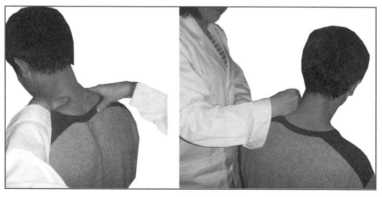

圖 4-3-6

### 8. 撥 頸

操作者右臂托患者下頜，左肘部頂住患者左側肩部，右臂固定頭部，左臂向後、向上發力（力量以運動範圍內稍加力）。再換臂進行同樣的動作（圖4-3-7）。

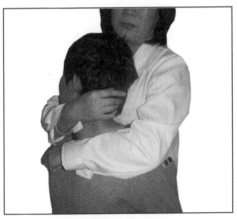

圖4-3-7

### 9. 提拉胸椎

患者雙手交叉抱頭，操作者雙手從患者腋下穿過握住小臂，貼身提拉胸椎。點按風池，理頸肩肌，乾梳頭，叩擊脊背（圖4-3-8）。

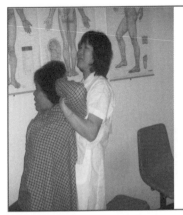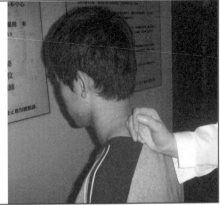

圖4-3-8

## 四、腰椎保護操作程式

### 1. 摸　法

摸腰椎及周圍肌肉尋找隆、厚、痛、陽性失衡點、肌筋膜疼痛點（圖 4-4-1）。

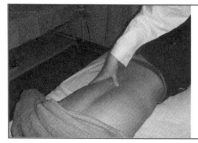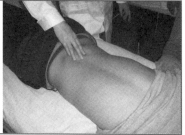

圖 4-4-1

### 2. 放　鬆

放鬆腰椎及下肢周圍肌肉，如腰大肌、腰方肌、骶棘肌、梨狀肌、臀大肌、股二頭肌、腓腸肌等。主要手法用點、按、揉、拿、滾等（圖 4-4-2）。

### 3. 奇　砭

點按腰部、腰椎及胸下段夾脊穴，以及環跳、承扶、殷門、委中、足三里。每個部位點按疏理 5～10 遍（圖 4-4-3）。

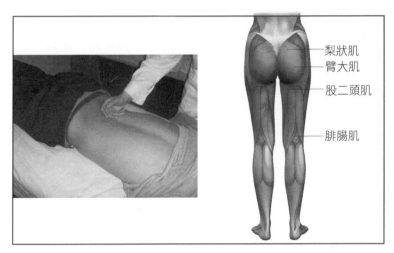

梨狀肌
臀大肌
股二頭肌

腓腸肌

圖4-4-2

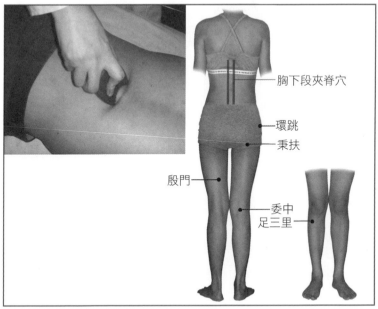

胸下段夾脊穴

環跳
秉扶

殷門

委中
足三里

圖4-4-3

### 4. 循經點穴

腎俞、三焦俞、氣海俞、大腸俞、關元俞、承扶、殷門、委中、承筋、承山、崑崙等穴（圖4-4-4）。

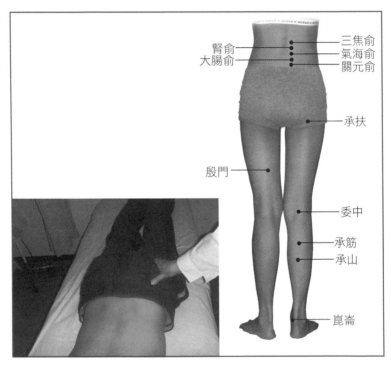

圖4-4-4

### 5. 正　椎

拇指或肘部點撥，掌根揉足太陽膀胱筋經。患者取側臥位，使位於上面的下肢髖膝關節屈曲，位於下面的下肢伸直，操作者面向患者前側，用一手扶持患者肩前部，用另一上肢的肘關節內側抵住患者臀部，兩臂把患者腰部被

動旋轉至適當受限位後，兩臂同時輕輕用力，做相反方向
扳動（圖4-4-5）。

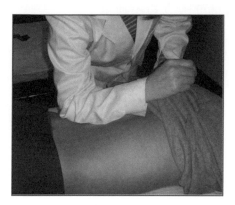

圖4-4-5

### 6. 藥物推脊

　　沿夾脊穴塗抹增效正椎膏，雙手拇指對應推夾脊，掌
根推脊背（圖4-4-6）。

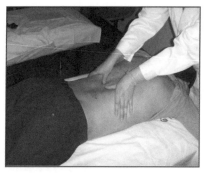

圖4-4-6

### 7. 八卦揉腹

　　患者取仰臥位，操作者先給患者腰部墊起4～10公

分，塗抹增效正椎膏做八卦揉腹，然後疏理腹直肌、腹外斜肌及下肢等肌肉，反覆 5～10 遍。再做左手按大轉子，右手按骶髂關節的交叉按壓動作。

## 8. 放　鬆

扳轉運動腰椎及屈伸運動下肢。

## 五、正椎防病法

### (一)腰椎間盤突出症

【操作手法】

### 1. 揉　法

俯臥位，從胸椎向腰椎至骶骨用手掌大魚際或掌根部分附著於體表部位或穴位上，由上向下揉按 1～2 分鐘。能起到舒筋活血、解痙消炎止痛的作用。

### 2. 推　法

雙手掌根相對，從腰椎棘突部位向兩側推移 2～3 分鐘。使腰肌放鬆，解除疲勞。

### 3. 按壓法

用拇指、手掌或肘尖按壓兩側的大腸俞、氣海俞、腰陽關、腎俞、志室、腰眼及腰部疼痛部位 5 分鐘。按壓用力是垂直的，且由輕到重，直達深部。

## 4. 點按法

用拇指附著於體表部位或上述穴位做輕柔緩和的迴旋轉動。

## 5. 點按下肢穴位

用拇指或肘尖點按環跳、承扶、殷門、風市、膝陽關、陽陵泉、委中、承山、崑崙。

取穴見圖 4-5-1。

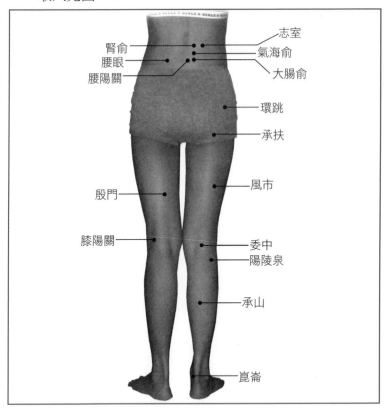

圖 4-5-1

【注意事項】

（1）不應睡軟床。

（2）不能彎腰搬重物。

（3）儘量不吸菸，因為香菸裏含有尼古丁，吸入血液後，使小血管收縮痙攣，減少血液供應（腰間盤的營養代謝主要依賴周圍滲透補充），另含一氧化碳則能置換下血液細胞的氧，因而使腰間盤本來就不充足的營養更加減少。

（4）睡覺時儘量採用仰臥位，腰部放置正椎調曲墊，這樣既能保持腰部生理彎曲，又能起到小牽引作用。

## (二)坐骨神經痛

【操作手法】

### 1. 揉　法

患者俯臥，操作者在腰、臀部做揉法，反覆多遍。

### 2. 摩擦、揉捏法

摩擦患側大腿、小腿後群肌，用掌根揉小腿外側部，反覆幾遍。

### 3. 點　穴

用拇指或肘尖用力點按環跳、承山、承筋、委中、風市，每穴點按 30 秒。

### 4. 叩擊法

雙手叩擊臀部、大腿和小腿，反覆來回做幾次。

取穴見圖 4-5-2。

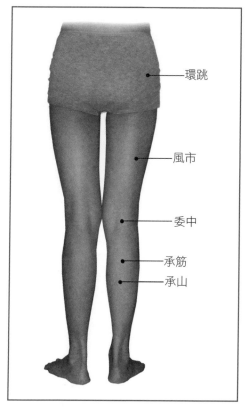

環跳

風市

委中

承筋
承山

圖 4-5-2

## (三) 急性腰痛

急性腰痛會有電擊般的痛楚，發生在彎腰用力抬東西時，多是腰椎間盤病變併發的一種急性病症，多為脊椎及其周圍肌肉或韌帶老化所致。腰部肌肉的挫傷也可引起本症。

【操作手法】

患者俯臥位，全身放鬆，兩腿平伸，兩手放於身體兩側，腰部肌肉儘量放鬆。

1. 點　穴

點按腎俞、大腸俞、小腸俞、腰眼、環跳、承山、委中（圖 4-5-3），每穴約 30 秒。

2. 揉　法

家人或朋友兩手掌指著力從上背部至腰部，再從腰部至上背部，在足太陽膀胱經上反覆揉 5 分鐘。然後在腰部實施點、

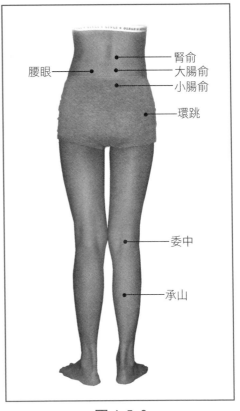

圖 4-5-3

按、揉、推手法，病人會感到腰部有溫熱感，疼痛減輕。揉法中要先輕後重，隨著腰肌痙攣程度的改變而改變力度大小。

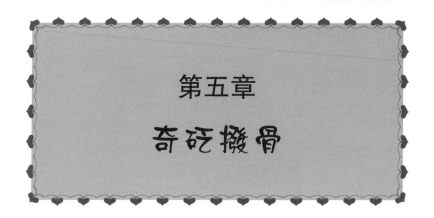

奇砭是繼承古代砭石技術發展而改進的一種防治脊椎病的新型工具，砭石技術是新石器時代中國祖先發明的利用砭石工具在人體上循經點穴實施多種砭術的技術。

砭石技術最早記錄在《黃帝內經》中，並列記載有砭、針灸、藥和導引、踩蹻，我們在脊椎保健和治療過程中正確選擇這5種方法，尤其對失傳了兩千餘年的砭術進行研究和發展，並在脊椎病的防治過程中加以實踐，總結出奇砭9種工具，其中雙突砭、半月砭、圓形砭、指形砭最為常用。

## 一、神奇的奇砭術

### (一)奇砭手法簡單易學

**1. 點　法**

用指形砭和雙突砭，以砭代針、以砭代按，刺激夾脊、

肩井、天宗等穴。奇砭角度應呈垂直於皮膚（圖5-1-1）。

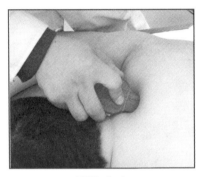

圖5-1-1

## 2. 按　法

　　用圓形砭與半月砭按壓脊椎旁肌肉，循經點按，調整椎體橫突。奇砭角度呈垂直於皮膚（圖5-1-2）。

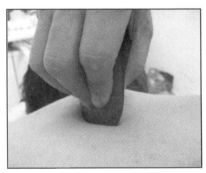

圖5-1-2

## 3. 撥　法

　　用圓形砭與半月砭撥離脊椎痙攣的肌肉，脊柱旁結節、條索物以及肩胛縫。主要用於「筋出槽」的病症。

　　奇砭在運動撥離過程中與皮膚成 60°夾角。緩壓、速撥使人體局部壓力增大，氣血向受壓部位或周圍運行。使人體氣血一時處於極度活躍狀態，有利於疏通經絡，減緩疼痛（圖 5-1-3）。

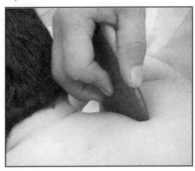

圖 5-1-3

### 4. 疏　法

　　用半月砭、雙突砭對皮裏肉外的筋膜進行疏理，從頸椎旁肌肉向腰椎兩旁肌肉進行疏理。奇砭在旋轉運動過程中與皮膚成 30°夾角（圖 5-1-4）。

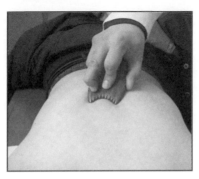

圖 5-1-4

### 5. 刮　法

用半月砭循脊旁肌肉方向進行刮、拉。用雙突砭對棘突兩側進行刮、拉（圖 5-1-5）。

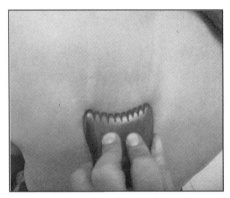

圖 5-1-5

### 6. 頂提法

用半月砭和雙突砭頂提風池穴，改善頸、腦供血（圖 5-1-6）。

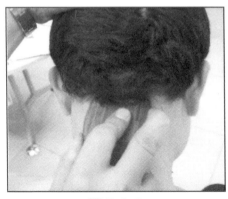

圖 5-1-6

## (二)奇砭操作有絕招

### 1. 摸的奇砭術

用手循摸脊柱棘突及周圍組織，尋找壓痛點，用手摸棘突的位置和整體的相關性，筋結的位置、大小和硬度。瞭解和症狀的對應性。尤其摸一摸脊柱和周圍肌肉是否有隆、厚、痛現象。

摸法可瞭解脊椎周圍肌肉是否存在痙攣、筋結。在腰骶部可以摸是否有脂肪疝的結節。

### 2. 點的奇砭術

從第 1 頸椎至第 4 腰椎點按夾脊穴，點撥脊柱旁結節、筋結。

### 3. 線的奇砭術

用圓形砭循膀胱經、少陽經、脊旁肌肉、經絡進行疏理。

### 4. 面的奇砭術

針對錯位椎體周圍受刺激痙攣的肌肉、筋膜等組織，以奇砭的平面、側面做大面積的疏理撥離，以緩解痙攣，鬆解粘連，舒經活絡。

### 5. 動的奇砭術

用小手法進行被動性的脊椎關節運動，使脊柱關節有序化，矯正小關節紊亂。

## 二、奇砭防病法

### (一)頸椎病

#### 1. 摸

用手摸及第 1、第 2 頸椎周圍肌肉的緊張、隆起和疼痛。通常在斜方肌上會有壓痛點。

#### 2. 點　按

利用雙突砭點按，頂提第 1～3 頸椎周圍肌肉、筋膜。然後點按夾脊穴從第 1 頸椎旁點按至第 7 胸椎（圖 5-2-1）。

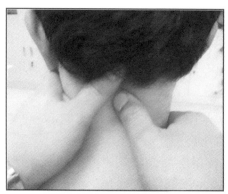

圖5-2-1

#### 3. 點

用圓形砭按壓脊椎相關背俞穴，發現疼痛點（圖 5-2-2）。

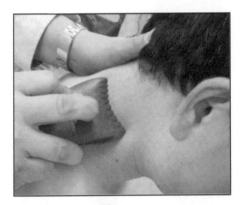

圖5-2-2

## 4. 線

　　循經點按膀胱經、膽經，用半月砭循肩胛縫進行按壓、撥離（圖 5-2-3）。

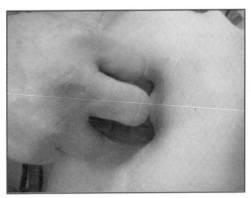

圖 5-2-3

## 5. 面

用半月砭沿胸鎖乳突肌─上斜方肌─下斜方肌的順序

進行點、按，再用奇砭的平面揉相應肌肉，左右兩側反覆 5遍（圖5-2-4）。

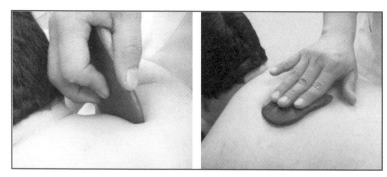

圖 5-2-4

### 6. 頸椎被動旋轉運動

操作者左肘部抵住受術者左肩，右臂曲肘置頷下抱住 受術者頭部，以左肘部為支點，右臂輕輕使勁旋轉頭部， 遇抵抗稍用力。對側同法。

## （二）脊背痛

### 1. 摸

用手循摸第6～12胸椎棘突、周圍肌肉（圖5-2-5）。

### 2. 點

點按夾脊穴，一般在心俞、肺俞等夾脊穴會有明顯壓 痛（圖5-2-6）。

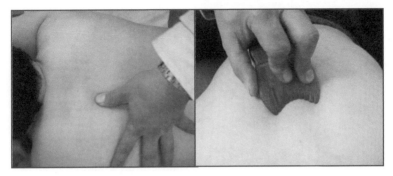

圖 5-2-5　　　　　　　　圖 5-2-6

## 3. 線

用圓形砭疏理膀胱經胸椎段（圖 5-2-7）。

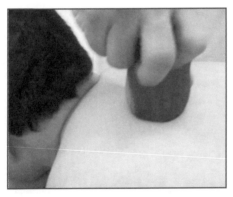

圖 5-2-7

## 4. 面

用半月砭循後背肌肉進行點、按，包括頭夾肌、菱形肌、上後鋸肌、岡上肌、岡下肌等，最後用奇砭的平面揉相應脊柱兩側肌肉，左右兩側反覆 5 遍（圖 5-2-8）。

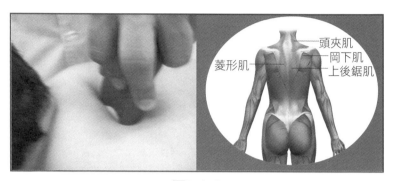

圖5-2-8

## (三)腰椎病（腰椎間盤突出）

### 1. 摸

用手循摸第 1～5 腰椎棘突、周圍肌肉及相關周圍俞穴，尤其要注意循摸皮下結節、脂肪疝（圖 5-2-9）。

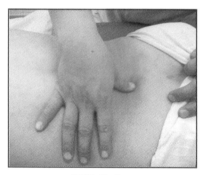

圖5-2-9

### 2. 點

用指形砭點按相應背俞穴，再用雙突砭點按相關的夾

脊穴，用月形砭點腰椎周圍肌肉、痛點及脂肪疝（圖 5-2-10）。

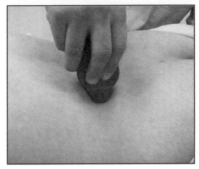

圖5-2-10

### 3. 線

循膀胱經、腰部肌肉從上至下依次點按（圖 5-2-11）。

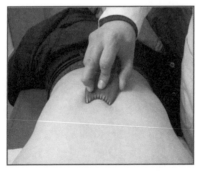

圖5-2-11

### 4. 面

用半月砭對腰部肌肉、梨狀肌進行疏理，然後用奇砭的平面揉相應脊柱兩側肌肉，左右兩側反覆 5 遍（圖 5-2-12）。

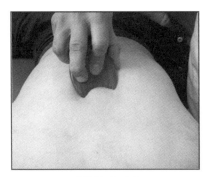

圖 5-2-12

## 三、奇砭刮痧療法

奇砭刮痧療法是以中醫皮部理論為基礎，借助半月砭齒狀面在脊柱周圍相關部位刮拭經絡穴位，透過刺激背俞穴，充分發揮營衛之氣的作用，使脊椎周圍的經絡穴位處充血，改善脊椎及周圍軟組織局部微循環，起到行氣通督、疏通經絡、舒理筋膜、驅風散寒、清熱解毒、活血化瘀、消腫止痛的作用，以增強機體自身潛在的抗病能力和免疫機能，從而達到扶正祛邪、防病治病的目的。

### (一)奇砭刮痧方法

手持半月砭（圖 5-3-1），半月砭與皮膚保持在 30°～70°沿頸部到背至腰進行刮痧。刮痧時間一般每個部位 3～5 分鐘，最長不超過 10 分鐘。根據自身體質狀況、皮膚情況、疾病表現採用相適應的力度，不可強求出痧，以被刮痧者感覺舒服為原則。刮痧次數依據皮膚出痧程度、脊椎

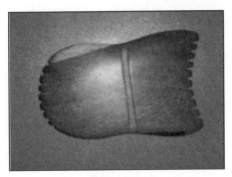

圖 5-3-1

周圍肌肉緊張程度選擇適當的間隔時間，不能以痧褪為再次刮痧的標準。出痧後 1～2 天，皮膚可能輕度疼痛、發癢，這些反應屬正常現象。

## (二) 奇砭刮痧規則

正椎刮痧調正中，一下二下看椎突。
半月奇砭前後推，左右撥筋順勢拉。

上述歌訣概述了正椎刮痧的基本要領，正椎刮痧時先要利用半月砭調整刮拭人體背部的正中線，其次在刮拭的時候就可看出人體的棘突是否出現偏移，然後用半月砭定點上下推動，調整經筋，疏離筋結；接著左右撥離筋結，使出槽的經筋還納入槽，最後的一刮要均勻、有力，可達到活血化瘀、祛風散寒、通經活絡之效。

正椎刮痧法要遵循正椎刮痧原則，以原則擬定刮法，結合刮痧部位，靈活運用，兼籌並顧。

## (三)奇砭刮痧注意事項和禁忌證

【注意事項】

（1）正椎刮痧與普通刮痧有諸多相近之處，但正椎刮痧特點是以防治脊椎及相關疾病為特色，不要與普通刮痧盲目套用。

（2）脊椎病特點是以脊椎及周圍組織解剖為基礎，所以要以經絡、神經走向為依據進行刮痧。

（3）正椎刮痧有其特有的功能、方法及刮痧部位，所以操作者要瞭解脊椎及脊源性疾病的防治要素，不能誤認為刮痧可以治百病，更不能認為刮痧可治療各種器質性內臟病。

【禁忌證】

（1）孕婦的腹部、腰骶部，婦女的乳頭禁刮。

（2）白血病患者、血小板少者慎刮。

（3）心臟病出現心力衰竭者，腎功能衰竭者，肝硬化腹水、全身重度水腫者禁刮。

（4）下肢靜脈曲張，刮拭方向應從下向上刮，用輕手法。

（5）凡刮痧部位的皮膚有潰爛、損傷、炎症都不宜用這種療法，大病初癒、重病、氣虛血虧及飽食、饑餓狀態下也不宜刮痧。

## 四、各部位奇砭刮痧法

### (一)頸部奇砭刮痧法

【方法】

刮拭頸部正中線（督脈在頸部循行部分），從啞門穴開始至大椎穴（圖 5-4-1）。刮拭頸部兩側到肩上（圖 5-4-2），從風池穴開始至肩井穴、巨骨穴。經過的穴位包

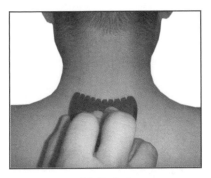

圖 5-4-1

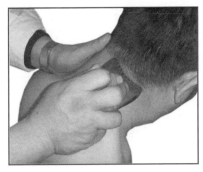

圖5-4-2

括肩中俞、肩外俞、天髎、秉風等（圖5-4-3）。上肢不適者，可根據具體症狀循經絡或神經走向調整刮拭上肢。

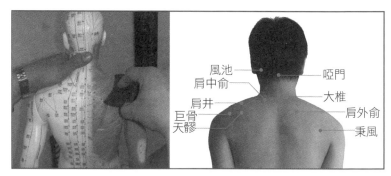

風池
肩中俞
肩井
巨骨
天髎

啞門
大椎
肩外俞
秉風

圖 5-4-3

【適應證】

　　頸椎病，脊源性頭暈、頭痛，頸性咽炎，頸性近視及上肢麻木疼痛等。

【刮痧技巧】

　　（1）調正中就是調脊椎，也就是刮頸部正中線，當刮拭到大椎穴時，用力要輕柔、平緩，順勢而過，不可用力過重。如患者頸椎棘突突出，可換用雙突砭或用半月砭齒凹部調按在兩棘突之間推刮。

　　（2）刮頸部兩側到肩上時，遵循正椎刮痧原則，從風池穴一直刮拭到肩井穴附近，用力可稍重，速度要快。注意刮拭時要避免觸及肩峰。

## (二)腰背部奇砭刮痧法

**【方法】**

　　刮拭背部正中線（督脈在胸椎、腰椎和骶椎循行部分），從大椎穴刮至長強穴（圖 5-4-4）。刮拭背部脊椎兩側（包括胸椎、腰椎和骶椎兩側），主要刮拭背部足太陽膀胱經循行路線，即脊椎旁開 1.5 寸和 3.0 寸的位置（圖 5-4-5）。

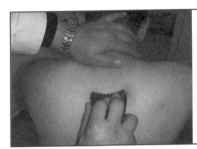
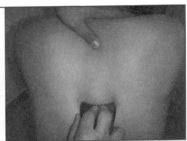

圖 5-4-4

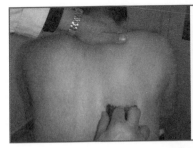
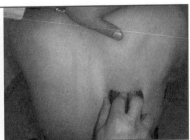

圖5-4-5

## 【適應證】

可以防治脊椎病、腰椎間盤突出、腰肌勞損、增生性脊柱炎、強直性脊柱炎以及全身五臟六腑的病症，如調整刮拭心俞可防治心臟疾病（冠心病、心絞痛、心肌梗塞、心律失常等），調整刮拭肺俞可防治肺系統疾患（支氣管哮喘、肺氣腫、咳嗽等），調整刮拭大腸俞可防治腹脹、便秘等胃腸功能紊亂性疾病。

## 【刮痧技巧】

（1）調正中就是調脊椎，即調脊背部正中線（督脈背部循行部分），刮拭時手法應輕柔，不可用力過大，以免傷及脊椎。身體瘦弱棘突突出者，可換用雙突砭或用半月砭齒凹部調按在兩棘突之間推刮。

（2）背部脊椎兩側刮拭可視病人體質、病情，用力要均勻，儘量拉長刮拭。

（3）背部脊椎調整刮拭不但可防治疾病，還可以診斷脊椎相關疾病。如刮拭背部在心俞穴部位出現黑紫色痧斑，即可表明心臟有病變或預示心臟即將出現問題。其他俞穴部位的黑紫色痧斑也預示著相應臟腑出現或即將出現問題。

（4）下肢不適者，可根據具體症狀循經或循神經走向調整刮拭下肢。

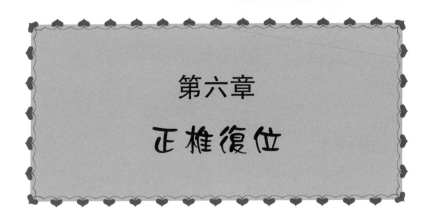

第六章

正椎復位

　　正椎復位是透過手法矯正脊椎的生物力學平衡失調，也就是矯正脊椎的「骨錯縫、筋出槽」。

　　《傷科匯纂》：「脊背腰梁節節生，原無脫亦無傾。腰因挫閃身難動，背或傴僂骨不平。大抵脊筋離出位，至於骨縫裂開。將筋按捺歸原處，筋若寬舒病體輕。」闡述了脊筋所傷後「離位」，脊筋所傷後「復位」的病理表現及手法矯正，治療強調的是手法，脊椎養生術講究的則是自我調整、自我整復。

　　呂廣注釋《難經》還將脊柱 24 節按一年四季 24 節氣歸類，以方位而歸八卦，以上下而分陰陽。

　　明代高濂所輯《遵生八箋‧四時調攝箋》稱 24 節氣坐功卻病圖為陳希夷導引坐功圖，該運動（導引）療法（卻病）流傳久遠，其特點是以不同時間（包括節氣和時辰）採取不同的坐姿和動作治療不同的疾病。

# 一、二十四節氣正椎導引法

## （一）基本功

**【坐姿】**

盤足靜坐，頭正頸直，含胸拔背，雙手心朝上置於腿部（圖 6-1-1）。

**【意守】**

安心守椎。古人云：「一竅通百竅通」，守通一竅便可得道，練功人講人身的 108 個穴道，無論守哪個竅，都離不開穴道的部位。試想，某一穴道閉塞，其他的穴道也將受到影響，也會

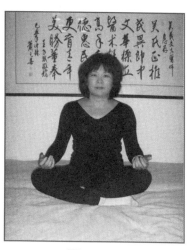

圖 6-1-1

漸漸閉塞。脊椎也是如此，一個脊椎小關節錯位，會影響其他的椎關節錯位，俗稱「上樑不正下樑歪」。我們守住一椎可矯正一椎，依照節氣按時守椎可聽到「咔」的響聲，學習靜坐修道的人一開始便守竅，大體上都以與人體中樞神經有關的上、中、下三部為主竅而稱上、中、下丹田。我們鍛鍊脊椎的平衡，保持脊椎的中立位也要遵照《難經》之理，發古人修煉之精微，守椎通督，度百歲而不衰（圖 6-1-2）。

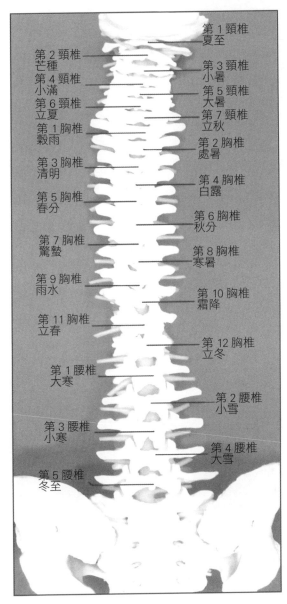

圖 6-1-2

## （二）各節氣導引法

### 立春正月守椎法

【所守椎體】第 11 胸椎。

【守椎法】盤腿而坐，兩手相疊按在大腿上，轉身扭頸，左右聳引，各練習 3 次，然後配合叩齒、吐納、漱津吞咽 3 次（圖 6-1-3）。

### 雨水正月守椎法

【所守椎體】第 9 胸椎。

【守椎法】盤腿而坐，心平氣和，雙手相疊按在腿上，扭頸轉身，左右偏引 3 次。同時配合叩齒生津、吐濁納清、漱咽導氣（圖 6-1-4）。

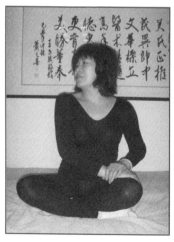

圖 6-1-3

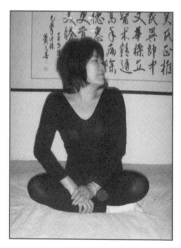

圖 6-1-4

### 驚蟄二月守椎法

【所守椎體】第 7 胸椎。

【守椎法】盤腿而坐，兩手握固，轉動頸項，反肘向後牽引，頓掣 5 次，然後叩齒 36 次，吐納導氣 9 次，漱津咽液 9 次（圖 6-1-5）。

### 春分二月守椎法

【所守椎體】第 5 胸椎。

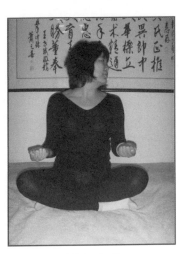

圖 6-1-5

【守椎法】盤腿而坐，平心靜氣，伸展兩手，回頭顧盼，左右挽引，各練習 6 次，然後叩齒 36 次，呼吸吐納 9 次，漱津咽液 9 次（圖 6-1-6）。

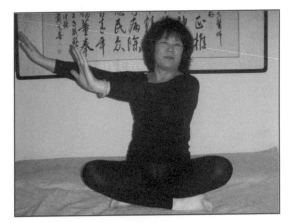

圖 6-1-6

## 清明三月守椎法

【所守椎體】第 3 胸椎。

【守椎法】盤腿而坐，安心靜氣，挽手左右如拉弓，各行 8 次，然後叩齒生津、納清吐濁、咽津導氣各 3 次（圖 6-1-7）。

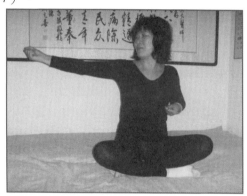

圖 6-1-7

## 穀雨三月守椎法

【所守椎體】第 1 胸椎。

【守椎法】盤腿而坐，左右手交換舉托，另一手移臂掩乳，各進行 6 次，然後叩齒生津、納清吐濁、咽津導氣各 3 次（圖 6-1-8）。

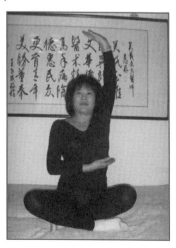

圖 6-1-8

## 立夏四月守椎法

【所守椎體】第 6 頸椎。

【守椎法】盤腿而坐，閉吸瞑目，安神靜氣，然後豎起一膝，兩手相抱於膝下，用力拉向胸前，左右膝交替進行，各進行 6 次，最後叩齒生津、納清吐濁、咽津導氣各 3 次（圖 6-1-9）。

## 小滿四月守椎法

【所守椎體】第 4 頸椎。

【守椎法】盤腿而坐，一手舉托，一手拄按，左右各 3 次，最後叩齒生津、納清吐濁、咽津導氣各 3 次（圖 6-1-10）。

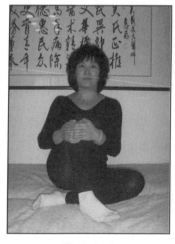

圖 6-1-9

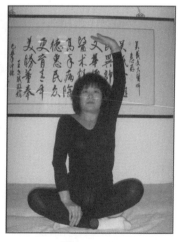

圖 6-1-10

## 芒種五月守椎法

【所守椎體】第 2 頸椎。

【守椎法】站立姿勢，身向後仰，兩手上托，左右手都要用力，練習 6 次，然後平靜呼吸，叩齒生津、納清吐濁、咽津導氣各 3 次（圖 6-1-11）。

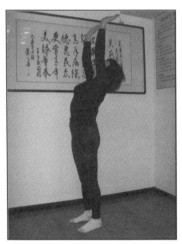

圖 6-1-11

## 夏至五月守椎法

【所守椎體】第 1 頸椎。

【守椎法】坐姿，兩手前伸，握住一腳，腳用力蹬踏，手用力挽回兩相用力，換腳進行，各練習 6 次，最後叩齒生津、納清吐濁、咽津導氣各 3 次（圖 6-1-12）。

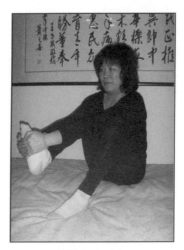

圖 6-1-12

## 小暑六月守椎法

【所守椎體】第 3 頸椎。

【守椎法】跪坐，兩手踞地，屈壓一足，直伸一足，用力掣 3 次，然後叩齒生津、納清吐濁、咽津導氣各 3 次（圖 6-1-13）。

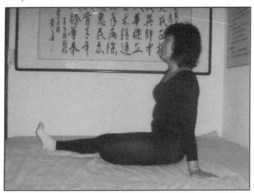

圖 6-1-13

## 大暑六月守椎法

【所守椎體】第 5 頸椎。

【守椎法】盤腿而坐，雙拳拄地，返首向肩，如虎視狀，左右各練習 3 次，最後叩齒生津、納清吐濁、咽津導氣各 3 次（圖 6-1-14）。

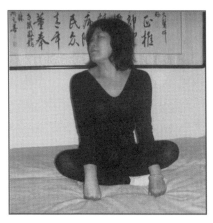

圖 6-1-14

## 立秋七月守椎法

【所守椎體】第 7 頸椎。

【守椎法】正坐姿勢，兩手拖地，先縮體閉息，後聳身上踴，練習 8 次，然後叩齒生津、納清吐濁、咽津導氣各 3 次（圖 6-1-15）。

## 處暑七月守椎法

【所守椎體】第 2 胸椎。

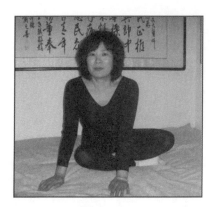

圖 6-1-15

【守椎法】正坐姿勢，轉頭並舉引肩臂，向左轉頭時左前臂順勢反手捶背，向右轉頭時右前臂順勢反手捶背，各進行 6 次，然後叩齒生津、納清吐濁、咽津導氣各 3 次（圖 6-1-16）。

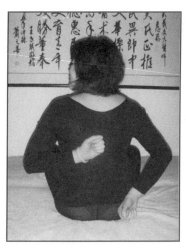

圖 6-1-16

## 白露八月守椎法

【所守椎體】第 4 胸椎。

【守椎法】盤腿而坐，兩手按膝，轉頭推引，各進行 3 次，然後叩齒生津、納清吐濁、咽津導氣各 3 次（圖6-1-17）。

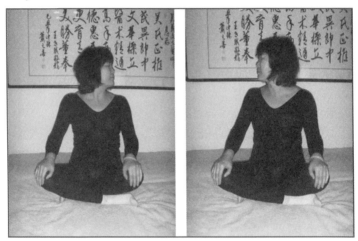

圖6-1-17

## 秋分八月守椎法

【所守椎體】第 6 胸椎。

【守椎法】盤腿而坐，兩手掩耳，左右側彎頭身，各 3 次，然後叩齒生津、納清吐濁、咽津導氣各 3 次（圖6-1-18）。

## 寒露九月守椎法

【所守椎體】第 8 胸椎。

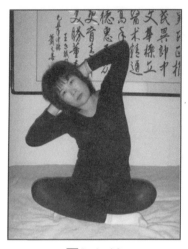

圖6-1-18

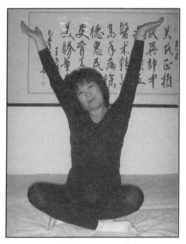

圖 6-1-19

【守椎法】盤腿而坐，舉兩臂，身順勢上踴，舉臂同時頭側向左或右，左右各練習 3 次，然後叩齒生津、納清吐濁、咽津導氣各 3 次（圖 6-1-19）。

## 霜降九月守椎法

【所守椎體】第 10 胸椎。

【守椎法】坐姿，伸出兩手，攀握兩足，手牽與足蹬兩相用力，或伸或縮，練習 6 次，然後叩齒生津、納清吐濁、咽津導氣各 3 次（圖 6-1-20）。

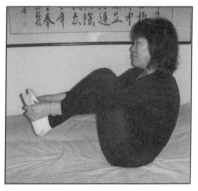

圖 6-1-20

## 立冬十月守椎法

【所守椎體】第 12 胸椎。

【守椎法】盤腿而坐，左手按膝，右手挽左肘，頭向右轉，兩手向左推出；再換右手，右手按膝，左手挽右肘，頭向左轉，兩手向右推出。左右各練習 3 次，然後叩齒生津、納清吐濁、咽津導氣各 3 次（圖 6-1-21）。

## 小雪十月守椎法

【所守椎體】第 2 腰椎。

【守椎法】盤腿而坐，一手按膝，一手挽肘，左右爭力，各練習 3 次，然後叩齒生津、納清吐濁、咽津導氣各 3 次（圖 6-1-22）。

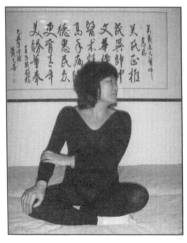

圖 6-1-21

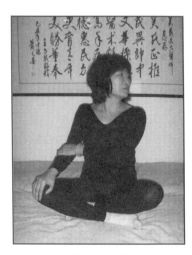

圖 6-1-22

## 大雪十一月守椎法

【所守椎體】第 4 腰椎。

【守椎法】站姿，舉膝踏步，兩手左右托，踏步托手時頭身略轉側，面向側手豎掌，另側仰手掌，然後叩齒生津、納清吐濁、咽津導氣各 3 次（圖 6-1-23）。

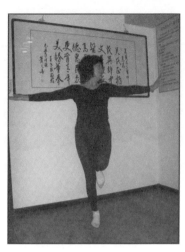

圖 6-1-23

## 冬至十一月守椎法

【所守椎體】第 5 腰椎。

【守椎法】平坐，伸兩足，兩手按兩膝，左右用力，練習 3 次，然後叩齒生津、納清吐濁、咽津導氣各 3 次（圖 6-1-24）。

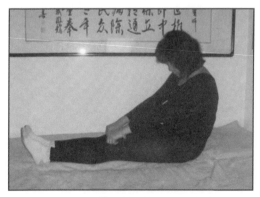

圖 6-1-24

## 小寒十二月守椎法

【所守椎體】第 3 腰椎。

【守椎法】盤腿而坐，一手按足，一手上托，仰頭視上托之手，左右互換，各練習 3 次，然後叩齒生津、納清吐濁、咽津導氣各 3 次（圖 6-1-25）。

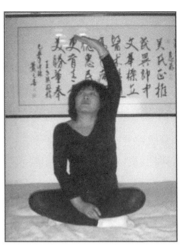

## 大寒十二月守椎法

圖 6-1-25

【所守椎體】第 1 腰椎。

【守椎法】跪坐，兩手向後，一足伸直，一足用力支撐，左右交換，各練習 3 次，最後叩齒生津、納清吐濁、咽津導氣各 3 次（圖 6-1-26）。

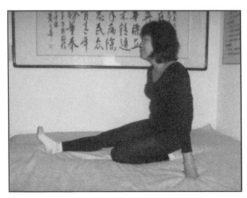

圖 6-1-26

## (三)訓練說明

1. 時間：依據當年節氣的時間，如立春、立秋等時間練習。

2. 訓練與矯正：如果患有脊椎某一節疾病，在相應的節氣時要加強意守，用意念矯正，打通經脈。

3. 每個節氣的訓練從本節氣開始，到下一個節氣之前一天結束。比如：2012 年立春是農曆一月十三，西曆 2 月 4 日；雨水為農曆正月二十八，西曆 2 月 19 號，從 2 月 4 日至 2 月 18 日的訓練方法就使用「立春正月守椎法」，堅持每天練習就有益於第 11 胸椎的生理平衡，並可改善第 11 胸椎所引起的脊源性疾病，如胃脹、胰腺炎、肝區痛、排尿異常等。

## 二、從早到晚的脊椎循序正椎法

脊椎循序正椎法主要是針對長期伏案工作的學生、老師、職員，以及長時間低頭工作的人等，所編創的從起床開始，到睡眠前的一套科學的、保護脊椎的，同時提高工作、學習品質的脊柱正椎法。

1. 起床：醒來時四肢伸展，做「伸懶腰」動作的同時就做了「脊柱拔伸動作」。起床時，務必側身起床，避免直身突然起床造成的脊椎小關節失穩、卡嵌。

2. 起床後，下地穿鞋時，避免貓腰，儘量下蹲穿鞋。

3. 洗漱時，刷牙要保持中立位，雙手交替；洗臉時，腰微微彎曲，雙手交替進行，對頸部搓洗，在搓洗的同時

就刺激了頸部的穴位。用毛巾擦拭面頸部時，可將毛巾搭在頸部，雙手拽毛巾兩端，向下交替用力，使毛巾在頸部做摩擦運動，疏通頸部血脈。

4. 早餐：吃早餐時保持身體端正，不要「伏案式」飲食，更不要蹲著吃飯。

5. 上班途中

（1）步行：走路時身體保持中立位，抬頭挺胸，甩臂闊步，步伐穩健，姿態輕盈。儘量少背「單肩背」書包，既可以保持脊椎的生理曲度，又可以預防脊柱的側彎，同時還可以保持軀體與下肢的協調。

（2）乘坐公車、捷運：如果站立時，可以採取踮起腳尖站立與放平腳底交替活動的方式鍛鍊脊椎周圍的肌肉；如果坐時，要抬頭挺胸，不要在車上睡覺、看書；當車上擠滿人時可拉緊扶手順著人群的晃動，放鬆自己的身體。

6. 工作中：每低頭、彎腰工作 1 小時，一定要休息 10 分鐘，休息期間做脊柱健康操中的頸樞、腰樞運動，同時點風池、推頸部，以及做定位腰腿強化運動。

7. 午餐：午餐前可適當做彎腰、擴胸、拍打動作，緩解脊椎周圍肌肉的緊張。

8. 午後工作：每低頭、彎腰工作 1 小時，一定要休息 10 分鐘，休息期間要端坐或站立，保持身體中立位，全身自然放鬆，做「調神念椎」訓練。在下午時段，人體陽氣由旺漸衰，故強調進行靜息調神訓練。

9. 下班後：經過一天的工作、學習，身心已經疲憊。儘量放鬆身心，寬衣鬆帶，脫掉鞋子，可在床上做 10 分鐘腰背伸展運動，並平心靜氣，閉目養神。

10. 晚餐：製作晚餐時，一定要注意動作的協調和科學地用力，脊椎支撐我們的身體一天了，其周圍的肌肉已經開始疲勞，所以要注意端鍋、彎腰取物不可力量過大。還要注意，不要站在直接通風的環境中，避免頸、腰部感受風寒邪氣。

11. 休閒：看電視時眼睛距電視保持 2 公尺以上距離，電視的高低與視線成俯視 30°角，這種狀態是人體頸部最放鬆的一個姿勢，可以緩解一天以來頸部肌肉的緊張。

12. 使用電腦時，每操作 40 分鐘，就應該休息 10 分鐘，做「搓手、浴面、乾梳頭」運動。

13. 洗浴：洗浴時，水溫適中，用噴頭水流衝擊前胸、後背，對有酸痛的部位要集中沖洗。用熱水淋浴身體，能得到與按摩和點按穴位同樣的效果。還可將毛巾搭在頸部，雙手拉動毛巾，從頸部一直拉到腰部，向下拉時不要太用力，否則會給脊柱造成負擔。洗浴結束後，我們可以利用家用吹風機吹脊椎肌肉酸痛的地方，可以達到疏通活絡、溫經散寒的目的。然後，用梳子梳理頭部，從前髮際到後髮際反覆梳理 20 遍，刺激頭部的穴位，可以健腦安神，提高記憶力。

14. 睡眠：首先要選擇合理的睡具。枕頭不能過高、過軟，應根據個人頸椎的彎曲度，選擇適合自己的枕頭。床墊也不可過軟，避免長期使用軟床導致脊柱變形的不良後果。要堅持睡覺前訓練金魚運動和二十四節氣正椎導引法睡眠，儘量選擇側臥位，古代有睡功導引法。

## 三、叩脊拉背治呃逆

呃逆是氣逆上沖,喉間呃呃連聲,聲短而頻,不能自控,非常難受。西醫講是膈肌痙攣,中醫講是胃氣上逆,我們從脊椎角度講就是頸、胸椎小關節錯位刺激膈神經,激發膈肌痙攣。

我向大家推薦一個小方法:

術者以放鬆手法為患者放鬆後背,之後以空掌叩擊胸椎上段6～10次,力量要穩而有力,然後令患者兩手交叉扣住,置於頸部。術者在其後面,用兩手從患者腹部伸入其上臂之前、前臂之後,並握住其前臂下段,囑患者身體略向前傾,術者兩手同時做向後上方用力提拉。可以聽到「咔、咔」響聲,呃逆會明顯減輕或消失。

這是一個矯正脊椎治內臟病的驗方,大家可以試試,本方安全有效。

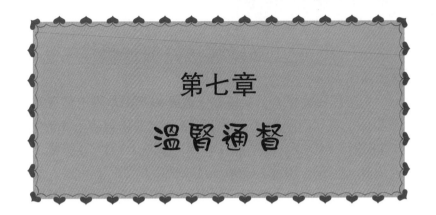

第七章

溫腎通督

　　溫腎通督法是以臟腑經絡為基礎，運用中醫中藥對脊椎病的防治。督脈從腎貫脊，作為一身之陽氣的總匯，既可以督率全身陽氣，又可以統攝真陽。人身各部位陽氣的改變都與督脈陽氣的變化相關。所以說，督脈陽氣的通達與充盈是人類生命延緩的根本保證。

　　《莊子‧養生篇》談道，脊柱若樹之主幹也，乃人體之長骨，是保全性命之關鍵。「緣督以為經，可以保身，可以全生，可以養親，可以盡年。」由此說來脊椎的保健要從「腎」做起，從腎以達督脈，整復脊椎的錯位，通其督脈，調其氣血，振奮陽氣。

　　《素問‧骨空論》提出「從督脈治病」的大法：「督脈生病，治在骨上，甚者臍下營。」根據從腹至脊的原理，提出八卦揉腹法，本法可以由調整腹部經脈、肌肉使某些向左、向右偏歪，或是向前、向後凹凸的棘突恢復至正常位置，以便達到調節督脈氣血的作用。

## 一、八卦揉腹法能調督脈

　　八卦揉腹是以八卦為基礎，介紹局部與整體的信息回饋關係。臍部周圍的八卦臟腑關係：其分佈以臍上 1.5 寸（3 橫指）為離卦，主心包、小腸，臍下 1.5 寸（3 橫指）為坎卦，主腎、膀胱、三焦。依次向左排列艮卦主胃，震卦主肝，巽卦主膽，離卦，坤卦主脾，兌卦主大腸，乾卦主肺。八卦相對於後背椎體八卦，陰陽互根，相互關聯，達到陰陽平衡的目的。揉腹既溫腎通督以治內臟，又調整脊椎平衡，保護脊椎曲度。

　　腹部八卦分佈見圖 7-1-1。

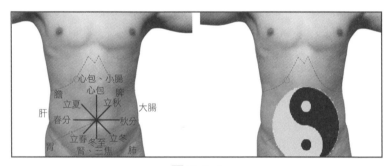

圖 7-1-1

**揉腹法：**

　　1. 塗抹正椎膏，以掌心放鬆揉腹（圖 7-1-2）。

　　2. 不同卦位反映不同臟腑，反映不同的臟腑病症，揉腹前可以先查病，按之疼痛加重為腹氣不通，脊椎前凸影響胃腸功能。按腎區痛處舒服而得痛感減輕者，為腎陽虛。

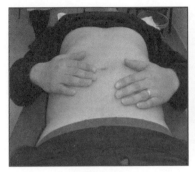

圖 7-1-2

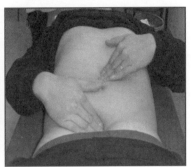

圖 7-1-3

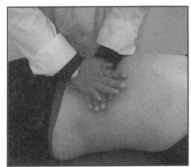

圖 7-1-4

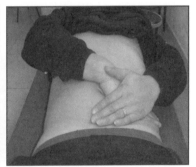

圖 7-1-5

3. 以中指、食指、無名指聯合左右手對稱按在對應卦位上，三指同時為發力點，按順時針揉腹 5～7 遍，依次再揉另外三對卦位。實證、腰曲向前過伸者重揉，反之輕揉（圖 7-1-3，圖 7-1-5）。

4. 以掌根為發力點，左手在下，右手在上，以臍為中心從右下腹起始做順時針用力揉腹，至恥骨聯合後，逆時針向相反方向揉腹，至左肋下入腹做「S」形按揉，至右下腹，重複此法 5～10 遍（圖 7-1-4）。

適用人群：小腹微凸、腹脹、腰椎前凸、「啤酒肚」以及習慣性便秘，男性腎陽不足，女性子宮內膜異位、痛經、更年期綜合徵等。

## 二、常用中成藥驗方

### 1. 金匱腎氣丸

用於腰痛肢軟、下半身常有冷感或水腫等腎陽不足症狀。

### 2. 益腎丸

用於脊椎病日久，身體虛弱，腎陽虧虛，腰酸陽痿，下肢無力。

### 3. 追風透骨膠囊

用於風寒濕邪所引起的頸、腰疼痛，神經麻痹，手足麻木。

### 4. 益腎蠲痹丸

用於屈伸不利、肌肉疼痛的頸椎病、腰椎病。

## 三、常用經驗食療方

### 1. 附子羊肉

【原料】新鮮羊肉 500 克，製附子 10 克，蔥、薑、料酒、調味品各適量。

【做法】羊肉切片，下鍋煮熟撈出，羊肉上平鋪附子片，放入鍋中，加蔥段、薑片、辣椒少許，倒入料酒及清湯，上鍋蒸 40 分鐘。食用時去蔥段、薑片，撒適量雞精、胡椒粉即可。

【功效】適用於腰膝酸軟，腰背、四肢惡寒怕冷者。

### 2. 黑豆雞湯

【原料】雞肉 100 克，川烏 6 克，黑豆 50 克，大棗 5 枚，蔥、薑、蒜各適量。

【做法】洗淨原料放入沙鍋，加適量清水，加蔥花、薑片、蒜瓣適量，燉 1 小時左右即可。

【功效】有溫督散寒、祛風除濕之功效。適用於風寒濕邪痺阻經絡，頸、肩、腰、腿疼痛日久者。

### 3. 羊肉牛膝枸杞湯

【原料】羊肉 100 克，川牛膝 10 克，枸杞子 10 克，當歸 5 克，蔥、薑、蒜、調味品各適量。

【做法】把用料洗淨放入沙鍋，加入適量水，文火煮 2 小時左右，至羊肉酥爛即可。

【功效】本湯有活血通督、養血通痺之效。適用於脊椎筋脈氣血失養者。

### 4. 鹿角肉桂羊肉粥

【原料】羊肉、粳米各 100 克，肉桂 3 克，鹿角膠 9 克，熟地 20 克，白芥子 6 克，黃酒 20 毫升，白糖適量。

【做法】將肉桂、鹿角膠、熟地、白芥子、黃酒放入

沙鍋加水適量共煮，煮約 20 分鐘。過濾取汁，取粳米淘洗乾淨，羊肉切碎，放入沙鍋煮至米、肉均熟，再加入藥汁，熬製成粥，放入白糖即可食用。

【功效】本粥可以溫腎陽，補肝腎，通經絡，除痰結。適用於肝腎不足，項背酸痛，椎體皮膚周圍有結節的脊椎病患者。

### 5. 蒸蛹羊肉

【原料】蠶蛹 50 克，精羊肉 150 克，核桃仁 100 克，蔥、薑、調味品各適量。

【做法】將羊肉洗淨、切片，與蠶蛹入油鍋中炒至變色後，放盤內，加核桃仁、蔥花、薑末、鹽、味精等，蒸熟服用。

【功效】本品可以溫腎通督。適用於腎陽虧虛所致的腰膝酸軟無力等。

### 6. 韭菜炒蝦

【原料】韭菜 1 把，鮮蝦、調味品各適量。

【做法】韭菜洗淨，切段備用。先炒鮮蝦，炒至鮮蝦變色，放入韭菜再炒，烹入料酒、鹽，再炒幾下即可。

【功效】補腎益陽，除濕理血，活血化瘀。適用於腎氣虧虛、瘀血阻滯的頸、肩、腰、腿痛。

### 7. 天麻燉魚頭

【原料】天麻 10 克，鮮魚頭 1 個，生薑 3 片，調味品適量。

【做法】將天麻、魚頭、生薑放入沙鍋，加清水適量，隔水燉熟，調味即可。

【功效】本品可補益肝腎，祛風通絡。適用於頸動脈型頸椎病患者。

### 8. 紅燒香菇

【原料】香菇 100 克，油菜 200 克，威靈仙 10 克，白糖、鹽適量。

【做法】將香菇泡軟、洗淨，油菜洗淨，將威靈仙入鍋加水煎 10 分鐘，留汁待用。將香菇入油鍋翻炒至熟，再加油菜、威靈仙汁及白糖煮熟，加鹽調味即可食用。

【功效】本菜可舒筋通絡，活血止痛。適用於頸椎病患者。

### 9. 葛根紅豆薏米粥

【原料】紅豆 40 克，薏苡仁 40 克，葛根 10 克，桂枝 6 克，枸杞子 6 克，生薑 6 克，紅棗 10 枚，白糖 40 克。

【做法】把紅豆、薏苡仁洗淨加水浸泡，將葛根、桂枝、生薑加水煎至汁濃。將紅豆、薏苡仁洗淨，放入藥汁，入鍋煮至豆、米熟棗爛，再加入枸杞子煮數分鐘，加白糖即食。

【功效】本粥可溫陽利水，解肌舒筋。適用於頸椎病患者。

### 10. 天麻燉豬腦

【原料】天麻 10 克，豬腦 1 個，鹽適量。

【做法】原料洗淨，天麻切碎，與豬腦放入沙鍋內，加水、鹽適量燉熟。即可食用。

【功效】本品可平肝養腦。適用於頸椎病頭痛、眩暈、肢體麻木不仁。

### 11. 紅棗蹄筋湯

【原料】蹄筋（鹿、牛、豬蹄筋任選）100 克，忍冬藤 50 克，紅棗 10 枚，鹽少許。

【做法】先將蹄筋用水加少許食用醋浸泡一夜，第 2 日用開水煮 1 小時，再用清水洗淨，與其他用料一起放入沙鍋，加開水適量，煮沸後中火煮至僅剩 1 碗，加鹽調味，飲湯吃蹄筋。

【功效】本品可強筋解痙，祛風除濕。適用於頸椎病患者。

### 12. 壯骨湯

【原料】豬骨（最好是豬尾骨）200～300 克，杜仲、枸杞子各 12 克，桂圓肉 15 克，牛膝 10 克，懷山藥 30 克，花生油、蔥、薑適量。

【做法】先將豬骨剁碎，入鍋內，加水適量煮沸 40 分鐘，加花生油、鹽、蔥、薑等配料，取湯服用。

【功效】本品可補肝腎，強筋骨。適用於肝腎不足的頸椎病。

### 13. 五子羊肉湯

【原料】羊肉 250 克，枸杞子、菟絲子、女貞子、五

味子、桑葚、當歸、生薑各 10 克，肉桂 5 克，花生油、調
味品、蜂蜜適量。

【做法】原料洗淨，將菟絲子、女貞子、五味子單
包，羊肉切片，用當歸、生薑、米酒、花生油炒羊肉後，
放入沙鍋內，放入餘料，加水、鹽適量，煮沸後煎半小
時，取出菟絲子、女貞子、五味子包，加入適量蜂蜜即
成。

【功效】本品可補肝腎，益氣血。適用於肝腎虧虛型
頸椎病，症見肌肉萎縮，腰膝酸軟。

### 14. 參棗粥

【原料】人參 3 克，粳米 50 克，大棗 15 克，白糖適
量。

【做法】人參粉碎成細粉，米、棗洗淨後入鍋，加水
適量，武火煮沸，文火熬成粥，再調入人參粉及適量白
糖。

【功效】本品可補益氣血。適用於氣血虧虛型頸椎病
患者。

### 15. 參芪圓眼粥

【原料】黨參、黃芪、桂圓肉、枸杞子各 20 克，粳米
50 克，白糖適量。

【做法】原料洗淨，黨參、黃芪切碎煎汁，加水適量
煮沸，加入桂圓肉、枸杞子及粳米煮成粥，加適量白糖即
可。

【功效】本品可補氣養血。適用於氣血虧虛型頸椎病

患者。

### 16. 葛根五加粥

【原料】葛根、薏苡仁、粳米各 50 克，刺五加 15 克，冰糖適量。

【做法】原料洗淨，葛根切碎，刺五加先煎取汁，與餘料放鍋中，加水適量，煮沸，文火熬成粥，可加適量冰糖。

【功效】本品可祛風，除濕，止痛。適用於頸椎病患者。

### 17. 木瓜陳皮湯

【原料】木瓜、陳皮、絲瓜絡、川貝母各 10 克，冰糖適量。

【做法】原料洗淨，木瓜、陳皮、絲瓜絡先煎，去渣取汁，加入川貝母，加適量冰糖即成。

【功效】本品可化痰，除濕，通絡。適用於痰濕阻絡型頸椎病患者。

### 18. 山丹桃仁粥

【原料】山楂 30 克，丹參 15 克，桃仁 6 克，粳米 50 克。

【做法】原料洗淨，丹參先煎，去渣取汁，再放山楂、桃仁及粳米，加水適量煮沸，熬成粥。

【功效】本品可活血化瘀，通絡止痛。適用於氣滯血瘀型頸椎病患者。

### 19. 薏米紅豆湯

【原料】薏苡仁、小紅豆各 50 克，山藥 15 克，梨（去皮）200 克，冰糖適量。

【做法】原料洗淨，加水適量，武火煮沸後文火煎，加冰糖適量即可。

【功效】本湯可化痰除濕。適用於痰濕阻絡型頸椎病患者。

### 20. 烏雞生地湯

【原料】烏雞 1 隻，生地 120 克，肉桂 10 克，蔥、薑、蒜各適量，大棗 5 枚。

【做法】將雞去毛和內臟，洗淨，入生地、肉桂於雞腹內，加大棗、蔥、薑、蒜，用水燉至雞熟爛時，去生地、肉桂，吃肉、喝湯。

【功效】本湯可益腎陽，強腰背。適用於頸椎病患者。

### 21. 母雞熟地粥

【原料】母雞 1 隻，熟地 100 克，菟絲子 10 克，香米 60 克，米酒 50 毫升。

【做法】將雞去毛及內臟，切塊後加水煮湯備用，下米煮粥；將熟地切碎，與菟絲子、米酒同入粥中，再煮片刻，待粥熟後調味食用。

【功效】本粥可補腎養血，助陽化濕。適用於頸椎病患者。

### 22. 腰花粥

【原料】豬腰 1 副，香米 80 克，蔥白、薑、味精、黃酒、鹽適量。

【做法】將豬腰洗淨去筋膜切成小塊，入沸水熬湯。將香米洗淨，加水適量，熬成粥。加入腰花及蔥白、薑等調料，煮沸可食。

【功效】本品可益腎強腰固本。適用於腰椎間盤突出症患者。

### 23. 桑枝雞湯

【原料】桑枝 60 克，母雞 1 隻，鹽、雞精少許。

【做法】將母雞去毛及內臟，洗淨。桑枝刷洗乾淨，切成小段，加水適量與雞共煮，待雞爛湯濃時，加入鹽、雞精調味。食雞肉飲湯。

【功效】本品可舒筋通絡，祛風解痙。適用於腰椎間盤突出症患者。

### 24. 五香牛肉粥

【原料】肉桂 5 克，牛肉 100 克，粳米 50 克，五香粉、鹽適量。

【做法】牛肉切成薄片，與粳米、肉桂加水適量同煮粥，粥熟後加五香粉和鹽調味，溫熱食用。

【功效】本品可溫腎陽，壯筋骨，通經絡。適用於腰椎間盤突出症患者。

### 25. 甲魚脊髓湯

【原料】甲魚 1 隻，牛脊髓 200 克，生薑 10 克，蔥白 10 克，鹽、胡椒粉、味精適量。

【做法】將甲魚肉備好，牛脊髓洗淨，放入碗內。甲魚肉放入鍋中，加生薑燒沸，再將甲魚肉煮熟，放入牛骨髓，煮熟後放入鹽、味精、胡椒粉調味，食肉飲湯。

【功效】本品補虛益損，溫腎通督。適用於腰椎間盤突出症患者。

### 26. 杜仲陳醋蛋

【原料】雞蛋 5 個，陳醋 500 克，杜仲 20 克。

【做法】將陳醋、杜仲放入沙鍋中，燒開後放入雞蛋，煮 10 分鐘後取出，每日臨睡前食用。

【功效】本品可壯腰補腎。適用於腰椎間盤突出症患者。

### 27. 枸杞羊寶粥

【原料】羊腎 1 對。羊肉 100 克，枸杞子 10 克，粳米 80 克。

【做法】將羊腎去筋膜切片，同羊肉、枸杞子、粳米加水適量同煮粥，服用。

【功效】本品可溫腎壯陽，養血通絡。適用於腰椎間盤突出症患者。

### 28. 陳醋韭根

【原料】韭菜根、陳醋各適量。

【做法】將韭菜根洗淨，搗爛，加醋調和，敷於痛處。

【功效】本品可舒筋通絡，溫陽活血。適用於腰椎間盤突出症患者。

### 29. 紅棗核桃粥

【原料】牛奶適量，糯米 200 克，核桃仁 50 克，紅棗適量，白糖適量。

【做法】糯米及紅棗用水泡好，去紅棗的外皮及內核，與核桃仁一起搗碎，加入水及牛奶，同煮成粥，等七分熟時放入白糖，熬熟即可。

【功效】本品可益氣活血通督。適用於腰肌勞損患者。

### 30. 羊肉粳米粥

【原料】羊排 1 副，羊肉 60 克，羊腎 2 個，蔥白 5 根，粳米 60 克。

【做法】將羊肉切絲，羊腎去筋膜。用清水燉羊排留湯備用，湯中加羊腎、羊肉、蔥白、粳米煮粥，調味即可。

【功效】本品可健筋補骨，益腎通督。適用於脊椎周圍肌肉扭傷患者。

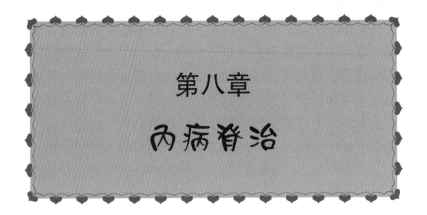

第八章

內病脊治

　　隨著人類社會的發展、時代的進步、競爭意識的不斷增強，脊柱及相關性疾病呈逐年快速上升趨勢，而發病年齡呈下降趨勢。從開始的中青年發病，逐漸發展為十幾歲的青少年發病。

　　由於青少年學習壓力增加，負荷加重，長期伏案學習，使頭頸部後肌肉群長期受到靜態拉力損傷，引發青少年出現脊椎及脊柱相關性疾病，如頸源性頭痛、視力障礙、健忘等相關症狀。發現青少年發病率占 20%～25%，20 歲以上占 30%，30 歲以上占 35%，40 歲以上占 45%～50%，50 歲以上占 60%～75%，70 歲以上占 85%。

　　據美國醫家統計，頸椎、腰椎病發病率占成人的 60%～80%，在某些職業甚至可高達 90%。在美國每年有 50 萬人因腰背痛而影響工作，造成 45 歲以下身體活動受限的疾患中，腰背痛占首位；在 45～64 歲的人群中僅居心臟病和風濕病之後。可以說，脊椎及脊柱相關疾病是危害人類健康的百病之首。

近年來，國內外許多從事人體脊柱與健康研究的專家學者指出：人體衰老與疾病發生的重要根源之一是脊柱平衡被破壞而發生的病變，因而呼籲人類要重視脊柱、保護脊椎，就像保護自己的眼睛、牙齒一樣，延緩脊椎退變，防止其失衡，這樣才能預防和控制脊柱及脊柱相關疾病的發生，延年益壽。

脊柱是人體負重和運動的骨架中心軸，其穩定以脊椎的內外平衡機制來保持。由於人的姿勢不正或長期以某一特定姿勢工作、學習導致的慢性勞損或頸、胸腰部受外力損傷等因素造成了脊椎錯位，從而出現肌肉的痙攣、變硬（纖維化、鈣化、粘連、瘢痕形成、攣縮）或炎性改變，導致脊椎的生物力學平衡失調，刺激壓迫了脊神經交感神經節、椎動脈甚至脊髓，從而引起近百種與脊柱相關的疾病症狀。

脊源性疾病（脊柱相關性疾病）是指患有頸、胸、腰椎病的患者脊柱椎體小關節錯位影響脊神經導致內臟、器官發生功能性病變。脊源性疾病是臨床常見又需要與內科疾病做好鑒別的一系列疾病。脊椎與內臟，內臟與脊椎的關係體現了一定的「互根互用」的生理規律、病理反應。

在臨床上表現得錯綜複雜，如何鑒別脊源性內臟病與內臟性脊背痛尤為重要。中醫說：「有諸內，必形於外。」按照體表—內臟相關學說，敏感區的反應點是體表—內臟反射的結果。

比如胃潰瘍後壁穿孔及胃竇部腫瘤可刺激後壁產生兩肩胛的疼痛。肺結核可導致背痛；腫瘤也可涉及後背痛。臨床曾見到原發性肺腫瘤患者初始症狀為胸椎、腰椎疼痛，經過 CT 確診為骨轉移，臨床細緻詢問既往史，尋找

內臟病與脊背痛的相關症狀，透過主要體徵，物理檢查，結合內科疾病的鑒別診斷，明確內臟性脊背痛的診斷，從而有效地提高脊椎病的診療效果與安全性。

## 一、脊源性疾病檢測方法

### 1. 對於主證涉及多種病因病機的症狀應選擇相應的檢測方法

如果主證是由多種疾病及病因病機所引起，例如頭暈，根據病症所在部位而考慮選擇性地測量血壓，檢查血流變、血糖，頸部動脈多普勒彩超、腦 CT、頸椎 CR 等檢查，以確診主證究竟是因腦血管之內還是腦血管之外的疾病引起，顱內病變患者可由高血壓、低血壓、短暫性局部缺血所引起，顱外病變患者可由暈厥綜合徵、梅尼埃病、頸椎病等所致。

一旦弄清了原發疾病，無疑有利於更準確地歸納病因病機，是尋找脊源性疾病的依據。

在脊椎及脊源性疾病的診療過程中，現代醫學檢測方法的運用至關重要，它既不是單純依賴現代化的儀器檢測，也不能強求脊椎矯正的萬能性，它是為了變被動為主動的指標診斷與脊椎運動範圍檢測、手觸摸檢查的結果。

### 2. 對於有典型症狀反映的患者應結合臟腑定位與脊椎定位，選擇相應的方法

如臨床常見而多發的心律失常，初診時應及時檢查心電圖以便確定是早搏還是房顫、完全性房室傳導阻滯等。

屬於早搏者又要分析是房性、房室交界性還是室性。透過心電圖、心臟彩超等檢查除外上述疾病以及冠心病，再根據主證、體徵結合 CR 確定為脊源性心律不整。

### 3. 對於某些病情複雜或真假錯雜者，必須選擇與可疑疾病相關的檢查方法

如臨床見到口眼喎斜者分為中樞性和周圍性面神經麻痹，為了弄清此症狀屬於炎症還是腦栓塞、腦出血，還是頸性的，其中還有更複雜的腫瘤壓迫，一般需要結合主證、病史，再根據綜合分析，選擇性地進行血常規、血流變、腦 CT、頸椎 CR、頸部動脈彩超、腫瘤標誌物等檢查確診，但臨床上也可遇到相兼病如頸性糖尿病性複視，要參照既往史結合頸椎病史、糖尿病的特殊表現和檢查空腹血糖和餐後 2 小時血糖，以確診是否有糖尿病性神經病變。糖尿病性神經病變以運動神經損傷為主要表現。同時也可累及其他腦神經和周圍神經，所以，借助現代儀器檢查可以為鑒別診斷提供更科學的理論依據，對脊源性疾病的診療提供更科學的保證。

目前，脊源性疾病的防治越來越引起醫學界的重視，尋找療效確切、穩定持久、副作用小的治療方法，是當前特別值得重視的一大課題。由於現代醫學對本病的診斷和病理認識日趨深入和明確，而手術治療效果往往不能完全令人滿意，因此，「正椎」療法治療及預防脊椎病及脊源性疾病應得到重視和推廣。

引證古代經典醫學文獻可以看出古人對脊椎病已有了很深刻的認識，並對此病形成了一定的防治理論體系。如

《黃帝內經》將頸椎稱為「天柱」，其中的「臂骨以下至尾骶二十一節長三尺」，包括有胸椎 12 節，腰椎 5 節，骶椎 5 節，（尾椎在臀裂起始處以下，故未包括在內，兩者相差 1 節）。

《靈樞‧骨度》中指出，對每一骨節還要「先度其骨節之大小廣狹長短的不同」。頸椎在上易扭傷，腰椎在下易勞損，脊柱有支撐人體、保護內臟的生理功用。《靈樞‧經水篇》曰：「骨為幹，脈為營。」在整體運動活動中，頸腰椎的強弱尤為重要。

頸部是氣血、筋骨肌肉等的綜合樞紐，上撐頭顱，活動頻繁，故有「旋台骨」、「玉柱骨」、「天柱骨」之稱。腰部位居人體之中，腰為腎之府，強則體輕有力，弱則肢重乏力，不能久坐。

正椎療法是由調整異常椎與椎之間的關係，達到矯正脊椎平衡、通督調俞、調整臟腑功能的綜合方法。其中透過手法作用於脊椎有針對性地矯正人體錯位失穩的椎體，使脊柱恢復原來的解剖位置，重視椎間孔的正常形態，使脊髓、神經根和血管等不再受到牽拉或壓迫，相關的器官和神經系統能夠恢復正常生理功能。

糾正脊椎關節失衡，對急性或慢性損傷均可造成脊柱「骨錯縫，筋出槽」，均可透過手法加以糾正，進行正椎治療，恢復動態平衡機制。

脊柱與內臟有著複雜的聯繫，脊柱自身也靠椎間盤、椎間韌帶和周圍附著的肌肉保持動態平衡，這種平衡又直接影響著脊柱與周圍臟器間的聯繫。脊柱任一穩定結構失去動態平衡，均會導致相關症狀出現。透過正椎療法，恢

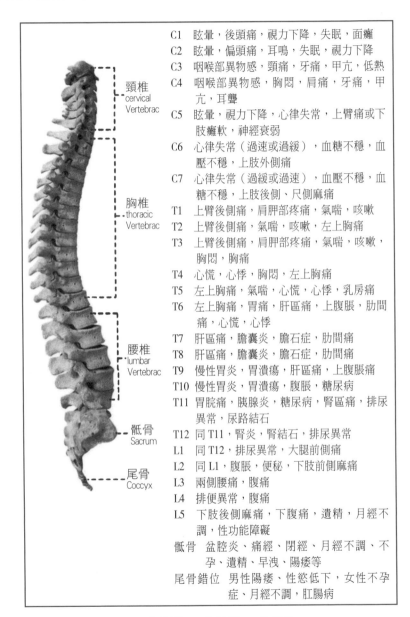

| | |
|---|---|
| C1 | 眩暈，後頭痛，視力下降，失眠，面癱 |
| C2 | 眩暈，偏頭痛，耳鳴，失眠，視力下降 |
| C3 | 咽喉部異物感，頸痛，牙痛，甲亢，低熱 |
| C4 | 咽喉部異物感，胸悶，肩痛，牙痛，甲亢，耳聾 |
| C5 | 眩暈，視力下降，心律失常，上臂痛或下肢癱軟，神經衰弱 |
| C6 | 心律失常（過速或過緩），血糖不穩，血壓不穩，上肢外側痛 |
| C7 | 心律失常（過緩或過速），血壓不穩，血糖不穩，上肢後側、尺側麻痛 |
| T1 | 上臂後側痛，肩胛部疼痛，氣喘，咳嗽 |
| T2 | 上臂後側痛，氣喘，咳嗽，左上胸痛 |
| T3 | 上臂後側痛，肩胛部疼痛，氣喘，咳嗽，胸悶，胸痛 |
| T4 | 心慌，心悸，胸悶，左上胸痛 |
| T5 | 左上胸痛，氣喘，心慌，心悸，乳房痛 |
| T6 | 左上胸痛，胃痛，肝區痛，上腹脹，肋間痛，心慌，心悸 |
| T7 | 肝區痛，膽囊炎，膽石症，肋間痛 |
| T8 | 肝區痛，膽囊炎，膽石症，肋間痛 |
| T9 | 慢性胃炎，胃潰瘍，肝區痛，上腹脹痛 |
| T10 | 慢性胃炎，胃潰瘍，腹脹，糖尿病 |
| T11 | 胃脘痛，胰腺炎，糖尿病，腎區痛，排尿異常，尿路結石 |
| T12 | 同 T11，腎炎，腎結石，排尿異常 |
| L1 | 同 T12，排尿異常，大腿前側痛 |
| L2 | 同 L1，腹脹，便秘，下肢前側麻痛 |
| L3 | 兩側腰痛，腹痛 |
| L4 | 排便異常，腹痛 |
| L5 | 下肢後側麻痛，下腹痛，遺精，月經不調，性功能障礙 |
| 骶骨 | 盆腔炎、痛經、閉經、月經不調、不孕、遺精、早洩、陽痿等 |
| 尾骨錯位 | 男性陽痿、性慾低下，女性不孕症、月經不調，肛腸病 |

頸椎 cervical Vertebrac

胸椎 thoracic Vertebrac

腰椎 lumbar Vertebrac

骶骨 Sacrum

尾骨 Coccyx

C為頸椎，T為胸椎，L為腰椎

**圖 8-1-1　脊柱反軀射區**

復脊柱的生物力學平衡，使脊柱達到一個新的穩態，也就可以使一些被破壞和阻斷了的聯繫再恢復起來，達到治癒相關疾病的目的。

例如點按背部夾脊穴就可治療相關臟器的疾病，就是利用這種資訊調節達到治病之目的。改變紊亂的資訊通道，就是改變人體的各個臟器特定的生物資訊，當脊柱發生病變時，經絡、神經傳導被破壞，其生物資訊發生變化，從而造成相關的組織器官的病變。

在家庭生活中，我們可以利用閒暇時間做好脊柱的養生保健工作。家庭氛圍是最好的養生保健環境，家庭成員之間相互保健，以簡易「正椎」手法調整脊柱的生物力學平衡，往往達到事半功倍的效果。

常見病在脊柱上的反射區見圖 8-1-1。

## 二、脊源性疾病防治方法

### (一)失　眠

失眠是指入睡困難，不能熟睡，睡眠時間減少。早醒、醒後無法再入睡。清晨頭重身乏，白天頭昏沉沉，睡過之後精力沒有恢復。發病時間可長可短，短者數天可好轉，長者持續數日難以恢復。容易被驚醒，有的對聲音敏感，有的對燈光敏感。頸椎、胸椎小關節錯位均可刺激或壓迫椎動脈及頸交感神經從而影響睡眠。

除了上述症狀，還多表現為易怒、煩躁、頭痛、眩暈、多夢、多汗、記憶力減退、視物模糊、食慾不振等自

主神經系統功能紊亂的症狀。

### 1. 選區、穴（圖 8-2-1）

依據脊柱反射區圖選擇 C1、C2。

【配合腧穴】心俞、肝俞、脾俞。

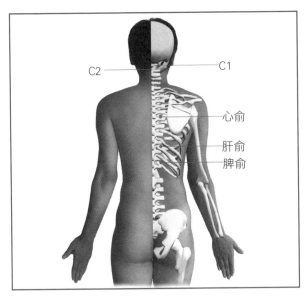

圖 8-2-1

### 2. 脊柱調理方法

用手指按壓揉脊柱反射病區及心俞、肝俞、脾俞，按壓力度要適當，以適度為宜，嚴禁重刺激。按壓時間因病、因人而異。按壓手法可以採用點壓、揉按。

依照圖找到反射穴位，按壓時要以患者感覺的敏感度為準。反覆長期堅持點按，可緩解失眠症狀，亦可提高睡眠品質。

## (二)更年期綜合徵

　　婦女自生育旺盛的性成熟逐漸過渡到老年的一段時期，生理上亦隨之發生一系列變化，有的婦女相應出現這樣或那樣的症狀，稱為更年期綜合徵。

　　更年期綜合徵表現為月經週期延長，不規律；經血量減少或突然增多甚至大出血；經期延長或縮短等。常有焦慮、抑鬱、激動、喜怒無常、脾氣暴躁、記憶力下降、注意力不集中、失眠、多夢等。絕經後婦女約有 25%患骨質疏鬆症、腰酸背痛、腿抽筋、肌肉關節疼痛等。

### 1. 選區、穴（圖 8-2-2）
　　依據脊柱反射區圖選擇 C1、C2、T7、T8、L3、L4、

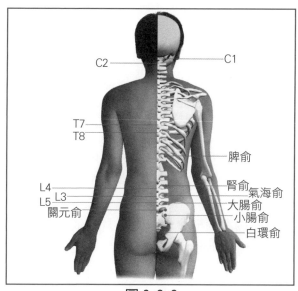

圖 8-2-2

L5。

【配合腧穴】腎俞、大腸俞、脾俞、氣海俞、關元俞、小腸俞、白環俞。

### 2. 脊柱調理方法

用拇指點按壓揉脊柱反射病區、穴位，按壓力度要適當，以適度為宜，嚴禁重刺激。按壓時間因病、因人而異。按壓手法可以採用點壓、揉按。堅持脊椎反射區點按可明顯調節激素水準，改善症狀。

### (三)乳腺增生

乳腺增生是指乳腺上皮和纖維組織增生，乳腺組織導管和乳小葉在結構上的退行性病變及進行性結締組織的生長，主要是由於內分泌激素失調所致。

乳腺增生主要表現為乳房脹痛或刺痛，可累及一側或兩側，以一側偏重多見，疼痛嚴重者不可觸碰。疼痛向患側腋窩、胸脇或肩背部放射；乳房疼痛常於月經前數天出現或加重，行經後疼痛明顯減輕或消失；疼痛亦可隨情緒變化而波動。

乳房內有腫塊發於單側或雙側乳房內，單個或多個，腫塊形狀以片塊狀為多見。腫塊邊界不明顯，質地中等或稍硬韌，活動好，與周圍組織無粘連，常有觸痛。乳房腫塊也有隨月經週期而變化的特點，月經前腫塊增大變硬，月經來潮後腫塊縮小變軟。

少數患者可出現乳頭溢液，本病患者可兼見月經前後不定期，量少或色淡，可伴痛經。患者常感情志不暢或心

煩易怒，每遇生氣、精神緊張或勞累後加重。

## 1. 選區、穴（圖 8-2-3）

依據脊柱反射區圖選擇 C5、C6、C7、T1。

【配合腧穴】大杼、肺俞、心俞、肝俞、脾俞。

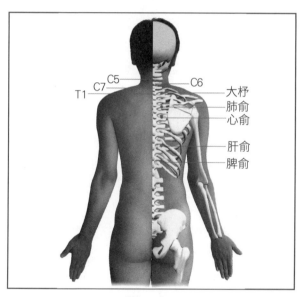

圖 8-2-3

## 2. 脊柱調理方法

用拇指點按壓揉脊柱反射病區、穴位，按壓力度要適當，以適度為宜，嚴禁重刺激。按壓時間因病、因人而異。按壓手法可以採用點壓、揉按。

堅持點按相關反射穴位可調節女性黃體素、雌激素的水準。從中醫角度可疏通氣血，調經止痛，調任通督，使

經絡通暢，氣血調和，從而達到消腫散結之效。

## (四)月經不調

月經不調是指月經週期或出血量的異常，或是月經前、經期時出現腹痛及全身症狀。中醫認為是臟腑功能失常，氣血失調或者氣血不足所引起的。月經不調的女性常伴有皮膚明顯色斑、鬆弛、晦暗無光，毛孔粗大、粗糙，痤瘡不斷，乳房下垂、萎縮，外陰乾燥，失眠，多夢，煩躁易怒，精力體力下降，記憶力減退等症狀。

腰叢由上腰 3 神經前股和腰 4 神經前股之一組成，腰 4 神經之下部下降與腰 5 神經合成腰骶幹。骶叢為腰骶幹（腰 4 神經下部和腰 5 神經）和上骶 3 神經前股與骶 4 神經前股之一半構成。在腰椎橫突之前，分支有髂腹下神經、腹股溝神經、生殖股神經、股外側皮神經、股神經和閉孔神經等。

骶叢貼於後壁，在梨狀肌和其筋膜之間，同時亦位於髂關節盆面之前，分支有坐骨神經、陰部神經等。故透過調整脊椎生物力學平衡可達到調節月經的作用。

### 1. 選區、穴（圖 8-2-4）

依據脊柱反射區圖選擇 L3、L4、L5。

【配合腧穴】腎俞、上髎、次髎、中髎、下髎、氣海俞、白環俞。

### 2. 脊柱調理方法

用拇指點按壓揉脊柱反射病區、穴位，按壓力度要適

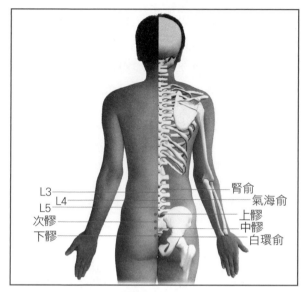

L3
L4
L5
次髎
下髎

腎俞
氣海俞
上髎
中髎
白環俞

圖 8-2-4

當，以適度為宜，嚴禁重刺激。按壓時間因病、因人而異。按壓手法可以採用點壓、揉按。堅持點按相關脊椎反射區可疏肝理氣，益腎通督。

### (五)面　癱

面癱是以面部表情肌群運動功能障礙為主要特徵的一種常見病，一般症狀是口眼喎斜，它是一種常見病、多發病，它不受年齡限制。患者面部往往連最基本的抬眉、閉眼、鼓嘴等動作都無法完成。它分為周圍性和中樞性兩種，其中周圍性面癱發病率很高，平常人們常稱為面癱。

頸椎小關節錯位後，寰椎的橫突可偏移。椎體錯位引起軟組織炎症、充血、水腫。面神經出口莖乳突孔與寰椎

橫突相鄰，故寰椎錯位可導致面神經受刺激。頸椎的關節錯位刺激或壓迫頸交感神經和椎動脈，引起基動脈供血不足，導致腦橋面神經核血循環障礙或交感神經的鼓室叢受刺激使迷路動脈痙攣，致內耳面神經徑路血循環障礙也可引起面神經麻痹。

1. 選區、穴（圖 8-2-5）

依據脊柱反射區圖選擇 C1、C2。

【配合腧穴】風池、大椎、天柱、大杼。

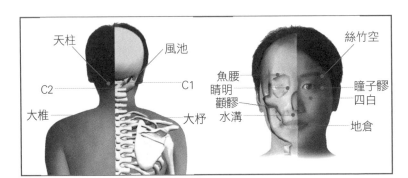

圖 8-2-5

2. 脊柱調理方法

用拇指點按壓揉脊柱反射病區、穴位，按壓力度要適當，以適度為宜，嚴禁重刺激。按壓時間因病、因人而異。按壓手法可以採用點壓、揉按。在點按脊部腧穴的同時，還要點按面部相關經絡腧穴，如睛明、魚腰、絲竹空、瞳子髎、地倉、水溝、顴髎、四白等。

面神經麻痹要儘快治療，不可耽誤，要儘快刺激對應背俞穴和相關穴位，才能恢復。

## (六)便　秘

便秘在程度上有輕有重，在時間上可以是暫時的，也可以是長久的。由於引起便秘的原因很多，也很複雜，和習慣差異、攝食種類、生活習慣、環境因素、精神狀態等都有關係。

便秘的發生與腰椎小關節的錯位有著密切關係，腰椎小關節的錯位可直接影響胃腸相關神經，引起腸道蠕動功能減弱，或引起腸黏膜感受器敏感性減弱導致糞塊在直腸堆積而發生便秘。

### 1. 選區、穴（圖 8-2-6）

依據脊柱反射區圖選擇 L2、L3。

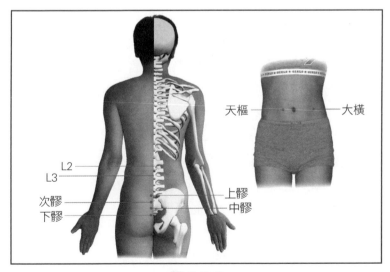

圖 8-2-6

【配合腧穴】八髎（上髎、次髎、中髎、下髎）、天樞、大橫。

### 2. 脊柱調理方法

用拇指點按圖中相應病區、穴位，按壓力度要適當，以適度為宜，嚴禁重刺激。按壓時間因病、因人而異。按壓手法可以採用點壓、揉按。持續堅持拍打腰骶部可興奮腰腹部及消化系統相關神經，緩解便秘。

## (七)糖尿病

糖尿病是胰島素絕對或相對分泌不足而引起的糖、蛋白質、脂肪、水和電解質代謝紊亂。主要臨床表現為多飲、多食、多尿，疲乏，消瘦，精神倦怠，尿糖以及血糖升高。

胰腺交感神經自胸6～10脊髓側角發出，在脾旁分為胃十二指腸支和胰十二指腸支，支配胰腺血管收縮及抑制分泌；副交感神經經腹腔叢分為脾及胃十二指腸分支，支配分泌增加和血管舒張。由於脊椎小關節錯位，可致交感節前纖維發生脫髓鞘的炎症病變，引起自主神經功能失調而致胰島血循環障礙及分泌紊亂。交感神經受刺激而興奮，還可使交感—腎上腺功能亦增強，腎上腺素與去甲腎上腺素分泌增多，使副交感神經功能相對抑制，而致胰島分泌下降，又使肝糖原分解而血糖升高。

### 1. 選區、穴（圖 8-2-7）

依據脊柱反射區圖選擇 T6～T10。

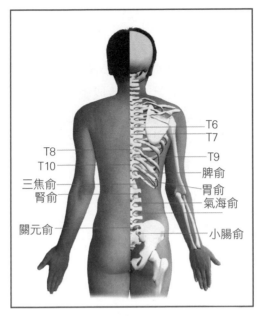

圖 8-2-7

【配合腧穴】胃俞、腎俞、三焦俞、脾俞、氣海俞、關元俞、小腸俞。

### 2. 脊柱調理方法

用拇指點按壓揉脊柱反射病區、穴位,按壓力度要適當,以適度為宜,嚴禁重刺激。按壓時間因病、因人而異。按壓手法可對病區採用點壓、揉按。

糖尿病患者在堅持用藥的前提下採用本法,可預防或緩解糖尿病症狀。

## (八)膽囊炎

從脊椎角度來看多是胸椎小關節錯位，刺激壓迫神經，使之神經功能發生紊亂而造成奧狄括約肌及膽囊管發生痙攣，使膽汁不能正常排出，造成膽汁瘀滯，膽囊壁受到刺激從而發生右上腹的脹痛、隱痛或不適，呈持續性或右肩胛區疼痛，疼痛常在頸、肩、胸、背部勞累後發生，休息後減輕。

### 1. 選區、穴（圖 8-2-8）

依據脊柱反射區圖選擇 T6～T9。

【配合腧穴】膽俞、胃俞、肝俞、脾俞。

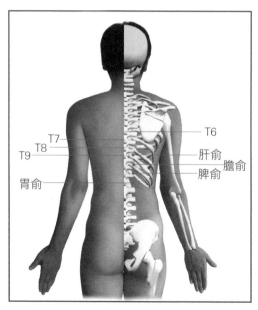

圖 8-2-8

### 2. 脊柱調理方法

用拇指點按圖中相應病區、穴位，按壓力度要適當，以適度為宜，嚴禁重刺激。按壓時間因病、因人而異。按壓手法可以採用點壓、揉按。

## (九)氣管炎、哮喘

氣管炎、哮喘均為呼吸道疾患，頸部、胸部交感神經受到刺激或壓迫，使交感神經分佈於肺、支氣管的作用受到抑制，副交感神經的作用增強，使支氣管平滑肌痙攣，分泌物增加，膈肌運動減弱，因而出現胸悶、氣急、咳嗽等症狀。

### 1. 選區、穴（圖 8-2-9）

依據脊柱反射區圖選擇 T1～T5。

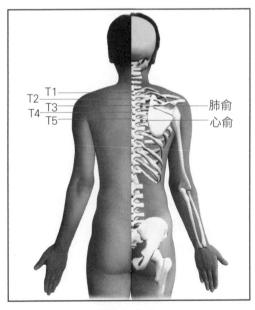

圖 8-2-9

【配合腧穴】心俞、肺俞。

### 2.脊柱調理方法

用拇指點按壓揉脊柱反射病區、穴位，按壓力度要適當，以適度為宜，嚴禁重刺激。按壓時間因病、因人而異。按壓手法可以採用點壓，揉按。

## (十)高血壓

高血壓是以動脈血壓升高為特徵的全身性、慢性血管疾病。常伴有脂肪和糖代謝紊亂以及心、腦、腎和視網膜等器官功能性或器質性改變。也常伴有頸痛、眩暈、失眠、噁心、耳鳴、視力模糊、眼脹、眼乾澀、心悸等症狀。

頸上交感神經節在頸 1～3 或頸 2～4 橫突前方，頸 1～4 小關節錯位橫突移位，使交感神經興奮性增高時，心跳加快，冠狀動脈舒張，可導致血壓升高。頸動脈竇位於頸 6 橫突前方，當頸 4～6 小關節錯位時，可因橫突前方的肌肉緊張，或橫突骨性移位的直接刺激使血壓升高。

### 1.選區、穴（圖 8-2-10）

依據脊柱反射區圖選擇 C1～C6。

【配合腧穴】心俞、肝俞。

### 2.脊柱調理方法

用拇指點按壓揉脊柱反射病區、穴位，按壓力度要適當，以適度為宜，嚴禁重刺激。按壓時間因病、因人而異。按壓手法可以採用點壓、揉按。

在科學用藥的前提下，堅持點按脊柱反射區，可緩解

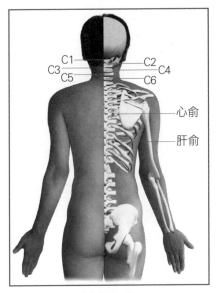

圖 8-2-10

原發性高血壓及併發症的發生。

## (十一)心臟病（冠心病、心律失常）

　　頸上交感神經節位於頸 1、2、3、4 橫突水平，頸中交感神經節位於頸 5、6 橫突水平，頸下交感神經節位於頸 7 橫突水平。心臟病除器質性病變引起者外，不少是由於自主神經功能紊亂所致。當頸 2、3 椎間小關節錯位後，刺激或壓迫頸上交感節可引起心臟病變。頸 5～7 椎間小關節錯位，可因頸中交感節和頸動脈竇受損而引起心臟症狀。胸 3～5 椎小關節錯位，因胸交感節前纖維受損而出現期前收縮。頸 7 至胸 3 椎間小關節錯位，可因星狀神經節及胸 1～3 交感節前纖維受損而發生房顫。

1. 選區、穴（圖 8-2-11）

依據脊柱反射區圖選擇 C1～C7、T1～T5。

【配合腧穴】厥陰俞、督俞、心俞。

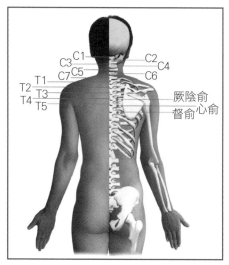

圖 8-2-11

2. 脊柱調理方法

　　用拇指點按壓揉脊柱反射病區、穴位，按壓力度要適當，以適度為宜，嚴禁重刺激。按壓時間因病、因人而異。按壓手法可以採用點壓、揉按。

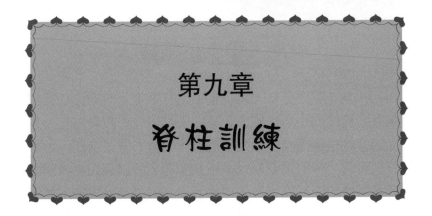

第九章

脊柱訓練

　　脊椎病的最初始階段，大多數人多考慮扭傷或增生，很少從現象考慮本質。脊椎病發生之高，年齡跨度之大，絕不是人們過去探討脊椎病所認為的脊椎退行性病變，近年來醫學研究認為，脊椎病是脊椎平衡失調、脊椎力學改變導致的。

　　由於過度慢性損傷，外力的損傷使脊柱的軟組織受到破壞，致使生理功能失常而引起一系列症狀，如肌肉酸痛、肌肉僵硬、活動受限等，長期伏案工作、長期使用電腦，這種反覆持續的內應力作用於脊柱的間盤、肌肉、關節、韌帶、筋膜等組織超過了所能承受的程度，以致產生脊椎平衡失調或脊椎損傷。

　　吳氏正椎──脊柱健康操是脊柱訓練的干預性防治方法，能達到「未病先防，已病防變」的目的。

# 一、中立位訓練

「直立脊柱」在人類進化史上有著重要的地位，脊柱是直立體位的中心支柱，正確的姿勢可以保護脊椎骨，直立的脊柱是維護神經通路暢通必不可少的重要條件。影響脊柱正常生理的重要原因是不良姿勢，所以首先應強調的就是脊柱的姿態性訓練，依靠肌肉張力以及肌肉的本體感覺來調節姿勢。訓練者要以脊柱為中軸，身體左右對稱，鼻準對肚臍，兩肩與兩側髂前上棘與地面平行。

【方法】全身放鬆，自然站立，兩腳開立與肩同寬。脊柱保持中立位，兩眼平視，下頜內收，兩臂自然下垂（圖9-1-1）。

【提示】如果訓練者不能完成訓練要求，即為脊椎姿

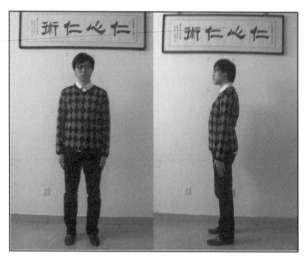

圖 9-1-1

態性變形，請及時向專業醫師諮詢。

## 二、調髖訓練

　　近百種疾病或症狀都與脊柱不正有關，健康人應從預防入手，調整脊柱的生物力學平衡。調髖是對骨盆進行的調整，骨盆作為基石，骨盆不正涉及整個脊柱，而雙下肢是平衡基柱，雙下肢不等長是骨盆不正的第一提示，骨盆的傾斜會影響肩和肩胛骨的平衡出現脊柱彎曲，從而影響諸多神經器官的功能。雙腳環繞可以檢查相關肌肉的對抗力，而提示腰椎間盤的改變。

【方法】

　　雙手握拳向後抵腰眼，雙下肢等長，雙足與骨盆平行（圖 9-2-1）。以足跟為軸，腳外展 45°，還原（圖

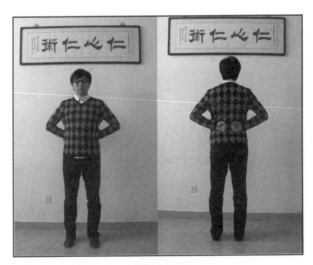

圖 9-2-1

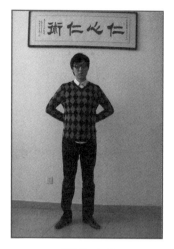 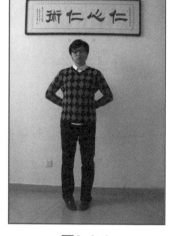

圖 9-2-2　　　　　　　圖9-2-3

9-2-2）。以足跟為軸，腳內收 45°，還原（圖 9-2-3）。

【提示】

仰臥時如果足底中心線的角度左右都成 60°，就表示脊柱及骨盆基本平衡，反之則表示脊柱不平衡。

## 三、調肩訓練

雙肩平衡也是脊柱健康的表現，肩部是一個典型的骨性標誌，它的平衡與否關係到頸椎、胸椎的生物力學平衡。歐洲有一句有趣的諺語：「看到左肩下垂的旅人，需向他索取 2 倍的食費。」其含義是脊柱向左彎曲時，使胃的出口（幽門）到十二指腸的角度比一般人寬大，導致食量增大。雖然這只是笑話，但事實是雙肩不平衡，的確可以引發多種疾病。

【方法】雙手握拳向後抵腰眼，雙肩與骨盆平行（圖
9–3–1）。雙肩外展擴胸，還原（圖9–3–2）。雙肩內收收
胸，還原（圖9–3–3）。

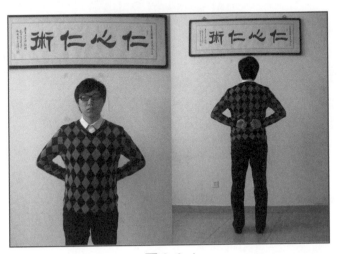

圖9–3–1

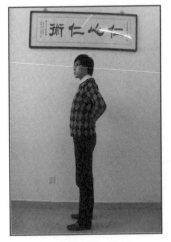

圖9–3–2

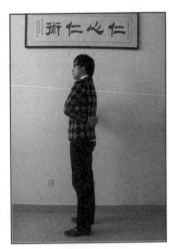

圖9–3–3

【提示】雙肩不對稱，往往是胸椎側凸的表現，可以引起胸悶憋氣、心煩等症狀。

## 四、調頭訓練

調頭運動實際是頸椎正常運動範圍的測定，也是很好的活動頸椎的運動方式。如果此運動受限，則有可能為頸椎關節異常，會影響腦部供血不足，造成頭漲、頭暈、耳鳴、視物不清。

【方法】雙手握拳向後抵腰眼，頭正、頸直（圖9-4-1）。頭向左肩伸壓 45°，還原（圖 9-4-2）。頭向右肩伸壓 45°，還原（圖 9-4-3）。

【提示】頭頸活動受限伴頸痛，用手觸摸有緊張的筋結或腫脹，注意頸椎病。

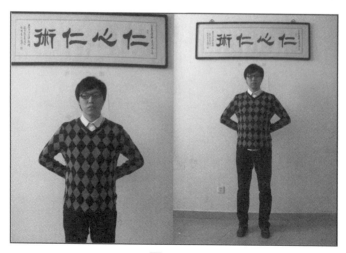

圖9-4-1

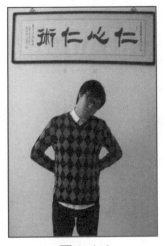

圖 9-4-2

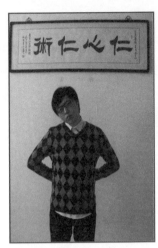

圖 9-4-3

## 五、頸樞運動

　　脊柱位於脊背正中，構成
了人體的中軸，是軀幹的活動
中心和力的傳遞樞紐，脊柱可
進行屈、伸、側屈、旋轉運
動，頸樞運動和腰樞運動是對
頸、腰椎關節在正常生理活動
範圍內的運動訓練，又是對非
正常狀態的自我檢查。

　　【方法】保持三正體位，
雙手握拳抵腰眼，以持續旋轉
形式進行（圖 9-5-1）。先由
左肩起始運動，頭向左側肩部

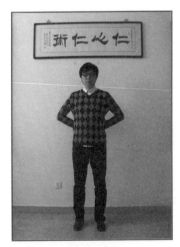

圖 9-5-1

伸壓，耳部盡力觸及肩部（圖 9-5-2）。頭向背部伸壓，鼻
子和前額在同一水平位（圖 9-5-3）。頭向右側肩部伸壓，
耳部盡力觸及肩部（圖 9-5-4）。頭向胸部伸壓，下頦盡力
觸及胸部（圖 9-5-5）。再換右肩同法運動。

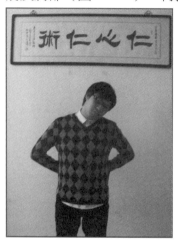

圖 9-5-2

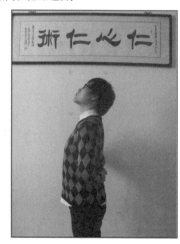

圖 9-5-3

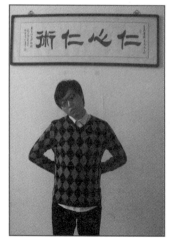

圖 9-5-4

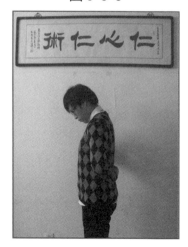

圖 9-5-5

【提示】訓練者向每一側的活動正常範圍約 80°，有頸椎病的人常常有活動受限及疼痛。

## 六、腰樞運動

【方法】保持三正體位，雙手握拳抵腰眼，以持續旋轉形式進行。先從左側旋轉起始運動，腰髖同步向左側旋轉（圖 9-6-1），向後方旋轉（圖 9-6-2），向右側旋轉（圖 9-6-3），向前方旋轉（圖 9-6-4）。再換右側同法運動。

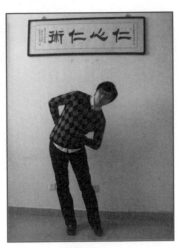

圖 9-6-1

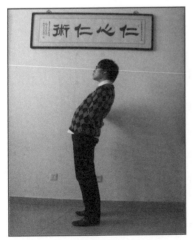

圖 9-6-2

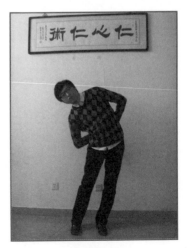

圖 9-6-3

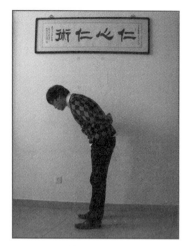

圖 9-6-4

【提示】訓練者自我檢查時盡力用手去觸摸腳趾，觀察脊柱的活動是否平穩以及有無受限，能夠說明脊柱的僵硬情況。人體的理論後仰為 35°，對於有腰椎病或椎間盤突出者會產生明顯的疼痛。

## 七、一點經

一點經是針對脊背部進行的拍打訓練，主要作用於脊椎及周圍肌肉、神經、督脈、足太陽膀胱經、足少陽膽經等陽經及其腧穴，能夠激發振奮體內的陽氣，令體內陽氣旺盛，運行舒暢，促進氣血運行，從而達到調整脊椎的平衡，防治脊源性疾病的作用。

背部為陽，所過的 5 條經絡均為陽經，其中督脈更是「陽脈之海」，總督各條陽經。陽氣充足則人體正氣充

足，外界邪氣不能侵入，已經入侵的邪氣也會因正氣充足而被趕出體外。

　　現代實驗證明：一點經的拍打運動可以引起部分脂肪和蛋白質分解產生熱量，同時拍打的機械能也可以轉化為熱能，促進毛細血管擴張，加速血液循環，有利於炎症和損傷組織的修復。

## （一）拍打頸部

　　【方法】全身放鬆，自然站立，兩腳開立與肩同寬，兩臂自然甩起拍打。（圖 9-7-1）。右手打頸部，中指打在大椎上（第 7 頸椎棘突下凹陷處），左手叩打在右肩上（圖 9-7-2）。左手打頸部，中指打在大椎上，右手叩打在左肩上（圖 9-7-3）。

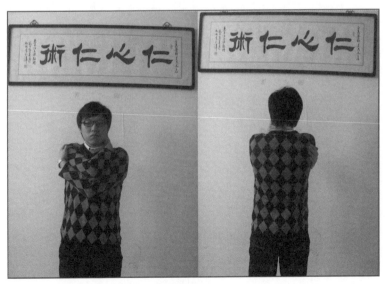

圖 9-7-1

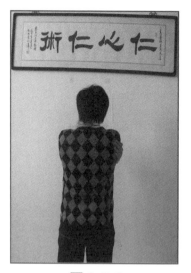
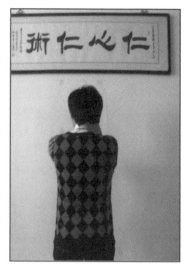

圖 9-7-2 　　　　　　　　　　 圖 9-7-3

【提示】動作不能完成，提示肩周炎或肩部不適，拍打本節可以鬆解肩部肌肉，改善頸肩不適或疲勞。

## (二)拍打胸上段

【方法】左手背拍打胸椎上段（圖 9-7-4），右手掌拍打左胸部（圖 9-7-5），右手背拍打胸椎上段（圖 9-7-6），左手掌拍打右胸部（圖 9-7-7）。拍打胸椎上段可以刺激至陽穴、心俞穴、膈俞穴等腧穴。能夠健脾寬胸，寧心止痛，改善胸背疼痛、胃部不適、心痛、膈肌痙攣。

【提示】拍打胸部可以振奮五臟六腑的真氣，振奮心陽，改善胸悶憋氣，消除肝鬱氣滯，去除抑鬱在胸內的滯氣以及治療呃逆。

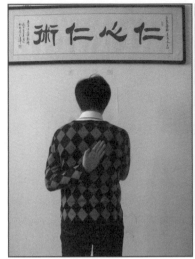

圖 9-7-4

圖 9-7-5

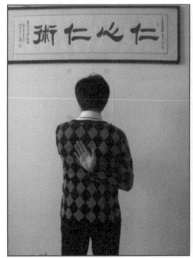

圖 9-7-6

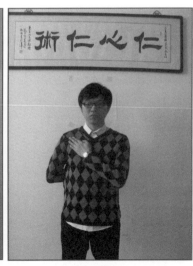

圖 9-7-7

動作不能完成，提示肩周炎或肩部不適。

## (三)拍打胸下段

【方法】左手背拍打胸椎下段（圖9-7-8），右手掌拍打左鎖骨中線肚臍旁（圖9-7-9），右手背拍打胸椎下段（圖9-7-10），左手掌拍打右鎖骨中線肚臍旁（圖9-7-11）。

拍打胸椎下段可以刺激命門穴、脾俞、胃俞等，能夠補腎壯陽，益氣固本，調理脾胃，改善腰痛、腹脹、內臟下垂、糖尿病。拍打胸椎下段可使經氣通暢，改善腹部不適，並可通腹氣而通便。便秘患者練習此動作尤為適宜。

【提示】拍打胸椎下段有震盪性疼痛，說明消化系統有問題。

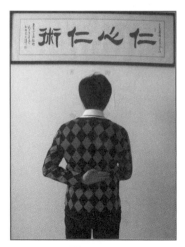

圖 9-7-8

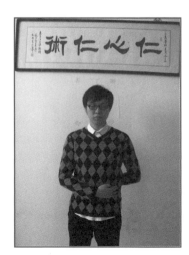

圖 9-7-9

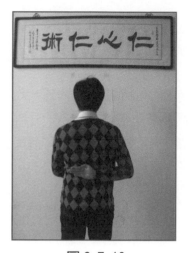
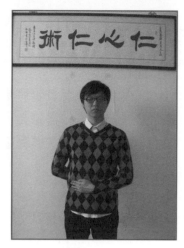

圖 9-7-10 　　　　　　　　圖 9-7-11

## (四)拍打腰段

【方法】全身放鬆，自然站立，兩腳開立與肩同寬，腰微彎曲。雙手掌指關節交替拍打腰椎（圖9-7-12）。拍

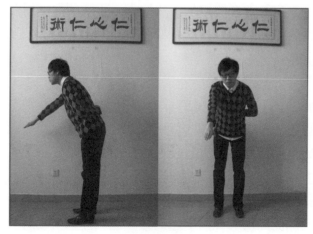

圖 9-7-12

打腰段可刺激腰陽關、大腸俞、膀胱俞等腧穴。能夠強壯腰脊，通腑，利腰腿，可改善腰骶痛、腰肌勞損、月經不調、痛經帶下。

【提示】練習者若彎腰有疼痛感或拍腰區有痛感，均提示腰椎不適。中醫認為，「腰為腎之府，轉則不能腎將憊」，腰部不適往往與腎虛有關，所以，此方法既可調節腰椎，又可健腎、壯腰、通經絡、消疲勞。

## (五)拍打環跳

環跳穴部位有臀大肌、坐骨神經和股方肌，淺層布有臀上皮神經，深層布有坐骨神經、臀下神經、股後皮神經和臀下動、靜脈等。拍打環跳可振奮人體陽氣，疏通膽經，讓下肢利索起來，又可以通經活絡，改善足少陽膽經不通暢引起的身體側面的不適，比如偏頭痛、後脖頸痛、耳鳴、口苦、夜裏睡中易醒、肩膀痛、身體及腿腳外側疼痛等。

【方法】全身放鬆，自然站立，兩腳開立與肩同寬，腰微彎曲。雙手手背交替拍打環跳穴（圖9-7-13）。

## (六)拍打肩井

肩井穴在肩胛骨與鎖骨中間，大椎與肩峰連線的中點，它屬於足少陽膽經穴位。在該穴處按摩，有鼓舞氣血運行周身的作用，故有歌訣云：「肩井穴是大關津，揹此開通血氣行，各處推完將此招，不愁氣血不周身。」在肩井穴拍打，能鼓舞氣血運行周身，有助於治療頸椎病、落枕、肩關節周圍炎等病引起的頸項肌肉痙攣、項背強痛、肩臂疼痛、上肢活動不利等。

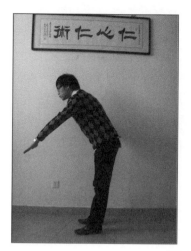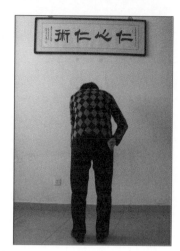

圖 9-7-13

【方法】全身放鬆，自然站立，兩腳開立與肩同寬，雙臂自然舉起。雙臂從體前上舉過頭（圖 9-7-14）。肘關節彎曲，用食指掌指關節點打肩井穴（圖 9-7-15）。

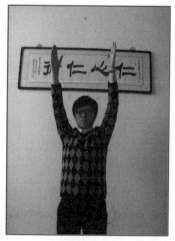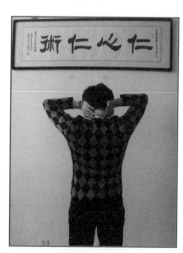

圖 9-7-14                      圖 9-7-15

## (七)點風池，推頸部

風池穴為足少陽陽維之會，循膽經輸向頭之各部及外走陽維脈。可祛風解表，平肝息風，清熱明目，健腦通絡。點按可以改善腦血流，預防腦血管疾病、老年癡呆，又可治療頭漲、頭暈、耳鳴、青少年視力減退，並能有效地控制頸源性腦病的發生。

風池在項部，當枕骨之下，與風府相平，胸鎖乳突肌與斜方肌上端之間的凹陷處。訓練者點按風池穴疼痛，推頸部有僵硬感提示頸椎病，採用拿法可改善頸部僵硬疼痛，達到疏風清熱、活血通經的效果。

【方法】全身放鬆，自然站立，兩腳開立與肩同寬。雙手拇指點按風池穴（圖 9-7-16）。雙手拇指由上至下推按頸部（圖 9-7-17）。

【提示】拍打手法要輕重適度，開始宜輕，根據情況逐漸加重。

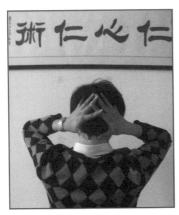 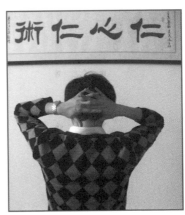

圖 9-7-16　　　　　　　圖 9-7-17

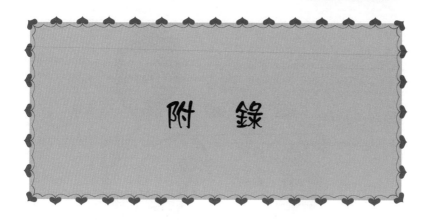

# 附　　錄

## 一、　與脊柱健康相關的經絡

### (一)手太陽小腸經

手太陽小腸經起自手小指尺側端，沿手掌尺側緣上行，出尺骨莖突，沿前臂後邊尺側直上，從尺骨鷹嘴和肱骨內上髁之間向上，沿上臂後內側出行到肩關節後，繞肩胛，在大椎穴處（後頸部椎骨隆起處）與督脈相會。又向前進入鎖骨上窩，深入體腔，聯絡心臟，沿食道下行，穿膈肌，到胃部，入屬小腸。其分支從鎖骨上窩沿頸上面頰到外眼角，又折回進入耳中。另一支脈從面頰部分出，經眶下，達鼻根部的內眼角，然後斜行到顴部，脈氣由此與足太陽膀胱經相接（附圖 1–1）。

本經發生病變，主要表現為肩部、上肢後邊內側本經脈過處疼痛等。

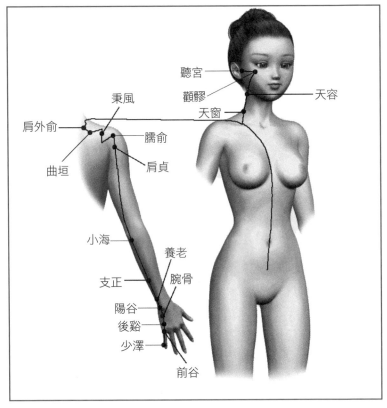

附圖 1-1

　　該經脈腧穴有少澤、前谷、後谿、腕骨、陽谷、養老、支正、小海、肩貞、臑俞、天宗、秉風、曲垣、肩外俞、肩中俞、天窗、天容、顴髎、聽宮，共 19 穴，左右合38 穴。

**少澤（SI1）**

　　在手小指末節尺側，距指甲根角 0.1 寸（指寸）。微握拳，掌心向下，伸小指，在小指尺側，去指甲角 0.1 寸

處取穴。

**前谷（SI2）**

在手尺側，微握拳，當小指本節（第 5 掌指關節）前的掌指橫紋頭赤白肉際。微握拳，在第 5 掌指關節前尺側，掌指關節前之橫紋頭赤白肉際取穴。

**後谿（SI3）**

在手掌尺側，微握拳，當小指本節（第 5 掌指關節）後的遠側掌橫紋頭赤白肉際。微握拳，在第 5 掌指關節尺側後方，第 5 掌骨小頭後緣赤白肉際處取穴。

**腕骨（SI4）**

在手掌尺側，當第 5 掌骨基底與鉤骨之間的凹陷處赤白肉際。微握拳，掌心向前，在腕前方，三角骨的前緣赤白肉際處取穴。

**陽谷（SI5）**

在手腕尺側，當尺骨莖突與三角骨之間的凹陷中。俯掌，在三角骨後緣赤白肉際上，當豌豆骨與尺骨莖突之間取穴。

**養老（SI6）**

在前臂背面尺側，當尺骨小頭近端橈側凹陷中。①屈肘，掌心向胸，在尺骨小頭的橈側緣上，與尺骨小頭最高點平齊的骨縫中取穴。②掌心向下，用另一手指按捺在尺骨小頭的最高點上，然後掌心轉向胸部，當手指滑入的骨縫中取穴。

**支正（SI7）**

在前臂背面尺側，當陽谷與小海的連線上，腕背橫紋上 5 寸。屈肘俯掌位，在腕後 5 寸，當陽谷與小海的連線

上取穴。

**小海（SI8）**

在肘內側，當尺骨鷹嘴與肱骨內上髁之間凹陷處。屈肘抬臂位，當尺骨鷹嘴與肱肌肉上髁之間取穴。

**肩貞（SI9）**

在肩關節後下方，臂內收時，腋後紋頭上 1 寸（指寸）。正坐垂肩位，在肩關節後下方，上臂內收時，當腋後紋頭直上 1 寸處取穴。

**臑俞（SI10）**

在肩部，當腋後紋頭直上，肩胛岡下緣凹陷中。正坐垂肩位，上臂內收時，當肩貞直上，肩胛岡下緣取穴。

**天宗（SI11）**

在肩胛部，當岡下窩中央凹陷處，與第 4 胸椎相平。正坐或俯伏位：①在岡下緣與肩胛骨下角的等分線上，當上、中 1/3 交點處；②肩胛岡下緣與肩胛骨下角連一直線，與第 4 胸椎棘突下平齊處，與臑俞、肩貞成三角形處取穴。

**秉風（SI12）**

在肩胛中部，肩胛岡上窩中央，天宗直上，舉臂有凹陷處。正坐俯伏位，在肩胛岡上窩中點，當天宗穴直上，舉臂有凹陷處取穴。

**曲垣（SI13）**

在肩胛部，肩胛岡上窩內側端，當臑俞與第 2 胸椎棘突連線的中點處。前傾坐位或俯臥位，在肩胛岡內上端凹陷處，約當臑俞與第 2 胸椎棘突連線的中點處取穴。

### 肩外俞（SI14）

在背部，當第 1 胸椎棘突下，旁開 3 寸。前傾坐位或俯伏位，在第 1 胸椎棘突下，旁開 3 寸，當肩胛骨脊柱緣的垂線上取穴。

### 肩中俞（SI15）

在背部，當第 7 頸椎棘突下，旁開 2 寸。前傾坐位或俯伏位，在第 7 頸椎棘突下，大椎（督脈）旁開 2 寸處取穴。

### 天窗（SI16）

在頸外側部，胸鎖乳突肌的後緣，扶突後，與喉結相平。正坐或平臥位，平甲狀骶骨（喉結）於胸鎖乳突肌後緣處取穴，在扶突穴後方。

### 天容（SI17）

在頸外側部，當下頜角的後方，胸鎖乳突肌的前緣凹陷中。正坐或仰臥，平下頜角，在胸鎖乳突肌的前緣凹陷中取穴。

### 顴髎（SI18）

在面部，當目外眥直下，顴骨下緣凹陷處。正坐或仰臥位，在目外眥直下，顴骨下緣凹陷處取穴。

### 聽宮（SI19）

在面部，耳屏前，下頜骨髁狀突的後方，張口時呈凹陷處。正坐或仰臥位，在耳屏與下頜關節之間，微張口呈凹陷處取穴。

## （二）足太陽膀胱經

足太陽膀胱經起於目內眥（睛明穴），上達額部，左

右交會於頭頂部（百會穴）。本經脈分支從頭頂部分出，到耳上角部。直行本脈從頭頂部分別向後行至枕骨處，進入顱腔，絡腦，回出分別下行到項部（天柱穴），下行交會於大椎穴，再分左右沿肩胛內側，脊柱兩旁（1.5寸），到達腰部（腎俞穴），進入脊柱兩旁的肌肉，深入體腔，絡腎，屬膀胱。

本經脈一分支從腰部分出，沿脊柱兩旁下行，穿過臀部，從大腿後側外緣下行至膕窩中（委中穴）。另一分支從項分出下行，經肩胛內側，從附分穴夾脊（3寸）下行至髀樞，經大腿後側至膕窩中與前一支脈會合，然後下行穿過腓腸肌，出走於足外踝後，沿足背外側緣至小趾外側端（至陰穴），交於足少陰腎經（附圖1-2）。

本經脈腧穴有：晴明、攢竹、眉衝、曲差、五處、承光、通天、絡卻、玉枕、天柱、大杼、風門、肺俞、厥陰俞、心俞、督俞、膈俞、肝俞、膽俞、脾俞、胃俞、三焦俞、腎俞、氣海俞、大腸俞、關元俞、小腸俞、膀胱俞、中膂俞、白環俞、上髎、次髎、中髎、下髎、會陽、承扶、殷門、浮郄、委陽、委中、附分、魄戶、膏肓、神堂、譩譆、膈關、魂門、陽綱、意舍、胃倉、肓門、志室、胞肓、秩邊、合陽、承筋、承山、飛揚、跗陽、崑崙、僕參、申脈、金門、京骨、束骨、足通谷、至陰，共67穴，左右合134穴。

足太陽膀胱經從內眼角開始（晴明），上行額部（攢竹、眉衝、曲差；會神庭、頭臨泣），交會於頭頂（五處、承光、通天；會百會）。

它的支脈：從頭頂分出到耳上角（會曲鬢、率谷、浮

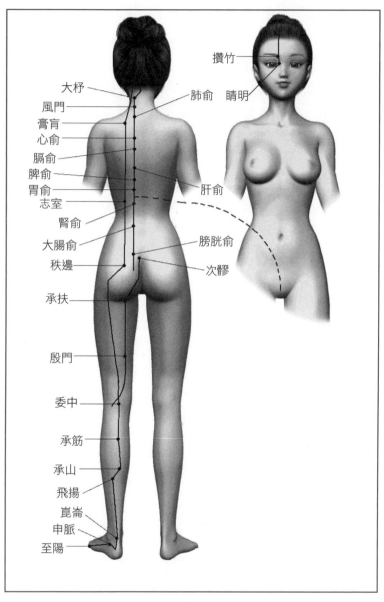

攢竹

大杼　　　　　肺俞　晴明

風門
膏肓
心俞
膈俞
脾俞
胃俞　　　　　　肝俞
志室
腎俞
大腸俞　　　　　膀胱俞
秩邊　　　　　　次髎

承扶

殷門

委中

承筋

承山
飛揚

崑崙
申脈
至陽

附圖 1-2

白、頭竅陰、完骨）。

其直行主幹：從頭頂入內絡於腦（絡卻、玉枕；會腦戶、風府），復出項部（天柱）分開下行：一支沿肩胛內側，夾脊旁（會大椎、陶道；經大杼、風門、肺俞、厥陰俞、心俞、督俞、膈俞），到達腰中（肝俞、膽俞、脾俞、胃俞、三焦俞、腎俞），進入脊旁筋肉，絡於腎，屬於膀胱（氣海俞、大腸俞、關元俞、小腸俞、膀胱俞、中膂俞、白環俞）。一支從腰中分出，夾脊旁，通過臀部（上髎、次髎、中髎、下髎、會陽、承扶），進入窩中（殷門、委中）。

背部另一支脈：從肩胛內側分別下行，通過肩胛（附分、魄戶、膏肓、神堂、膈關、魂門、陽綱、意舍、胃倉、肓門、志室、胞肓、秩邊），經過髖關節部（會環跳穴），沿大腿外側後邊下行（浮郄、委陽），會合於窩中（委中）——由此向下通過腓腸肌部（合陽、承筋、承山），出外踝後方（飛揚、跗陽、崑崙），沿第五蹠骨粗隆（僕參、申脈、金門、京骨），到小趾的外側（束骨、足通谷、至陰），下接足少陰腎經。

**睛明（BL1）**

在面部，目內眥角稍上方凹陷處。正坐或仰臥位，在目內眥的外上方凹陷中取穴。

**攢竹（BL2）**

在面部，當眉頭凹陷中，眶上切跡處。正坐仰靠或仰臥位，在眉毛內側端，眶上切跡處取穴。

**眉衝（BL3）**

在頭部，當攢竹直上入髮際 0.5 寸處。正坐仰靠或仰

臥位，從眉頭直上，入髮際 0.5 寸，當神庭（督脈）與曲差之間取穴。

**曲差（BL4）**

在頭部，當前髮際正中直上 0.5 寸，神庭與曲差連線之間。正坐或仰臥位，在神庭旁 1.5 寸，入髮際 0.5 寸，當神庭與頭維（胃經）連線的中 1/3 與內 1/3 的連接點取穴。

**五處（BL5）**

在頭部。當前髮際正中直上 1 寸，旁開 1.5 寸。正坐仰靠，從曲差直上，入髮際 1 寸處取穴。

**承光（BL6）**

在頭部，當前髮際正中直上 2.5 寸，旁開 1.5 寸。正坐或仰臥位，在五處後 1.5 寸，五處與通天之間取穴。

**通天（BL7）**

在頭部，當前髮際正中直上 4 寸，旁開 1.5 寸。正坐仰靠位，在承光後 1.5 寸，承光與絡卻之間取穴。

**絡卻（BL8）**

在頭部，當前髮際正中直上 5.5 寸，旁開 1.5 寸。正坐或仰臥位，在通天後 1.5 寸，距督脈 1.5 寸處取穴。

**玉枕（BL9）**

在後頭部，當後髮際正中直上 2.5 寸，旁開 1.3 寸，平枕外隆突上緣的凹陷處。正坐或俯臥位，腦戶（督脈）旁 1.3 寸，當枕外粗隆上緣之外側取穴。

**天柱（BL10）**

在項部，大筋（斜方肌）外緣之後髮際凹陷中，約當後髮際正中旁開 1.3 寸。正坐低頭或俯臥位，在啞門（督脈）旁 1.3 寸，當頂後髮際內斜方肌之外側取穴。

### 大杼（BL11）

在背部，當第 1 胸椎棘突下，旁開 1.5 寸。正坐低頭或俯臥位，在第 1 胸椎棘突下，督脈旁開 1.5 寸處取穴。

### 風門（BL12）

在背部，當第 2 胸椎棘突下，旁開 1.5 寸。俯臥位，在第 2 胸椎棘突下，督脈分開 1.5 寸處取穴。

### 肺兪（BL13）

在背部，當第 3 胸椎棘突下，旁開 1.5 寸。俯臥位，在第 3 胸椎棘突下，身柱（督脈）旁開 1.5 寸處取穴。

### 厥陰兪（BL14）

在背部，當第 4 胸椎棘突下，旁開 1.5 寸。俯臥位，在第 4 胸椎棘突下，旁開 1.5 寸處取穴。

### 心兪（BL15）

在背部，當第 5 胸椎棘突下，旁開 1.5 寸。俯臥位，在第 5 胸椎棘突下，神道（督脈）旁開 1.5 寸處取穴。

### 督兪（BL16）

在背部，當第 6 胸椎棘突下，旁開 1.5 寸。俯臥位，在第 6 胸椎棘突下，靈台（督脈）旁開 1.5 寸處取穴。

### 膈兪（BL17）

在背部，當第 7 胸椎棘突下，旁開 1.5 寸。俯臥位，在第 7 胸椎棘突下，至陽（督脈）旁開 1.5 寸處取穴。

### 附分（BL41）

在背部，當第 2 胸椎棘突下，旁開 3 寸。俯臥位，平第 2 胸椎棘突下，督脈旁開 3 寸，當肩胛骨脊柱緣處取穴。

### 魄戶（BL42）

在背部，當第 3 胸椎棘突下，旁開 3 寸。俯臥位，平第 3 胸椎棘突下，身柱（督脈）分開 3 寸，當肩胛骨脊柱緣處取穴。

### 膏肓俞（BL43）

在背部，當第 4 胸椎棘突下，旁開 3 寸。俯臥位，兩手抱肘，平第 4 胸椎棘突下，督脈旁開 3 寸，當肩胛骨脊柱緣處取穴。

### 神堂（BL44）

在背部，當第 5 胸椎棘突下，旁開 3 寸。

### 譩譆（BL45）

在背部，當第 6 胸椎棘突下，旁開 3 寸。當肩胛骨脊柱緣處取穴。

### 膈關（BL46）

在背部，當第 7 胸椎棘突下，旁開 3 寸。俯臥位，平第 7 胸椎棘突下，至陽（督脈）旁開 3 寸，當肩胛骨脊柱緣處取穴。

### 肝俞（BL18）

在背部，當第 9 胸椎棘突下，旁開 1.5 寸。俯臥位，在第 9 胸椎棘突下，筋縮（督脈）旁開 1.5 寸處取穴。

### 膽俞（BL19）

在背部，當第 10 胸椎棘突下，旁開 1.5 寸。俯臥位，在第 10 胸椎棘突下，中樞（督脈）旁開 1.5 寸處取穴。

### 脾俞（BL20）

在背部，當第 11 胸椎棘突下，旁開 1.5 寸。俯臥位，在第 11 胸椎棘突下，脊中（督脈）分開 1.5 寸處取穴。

### 胃兪（BL21）

在背部，當第 12 胸椎棘突下，旁開 1.5 寸。俯臥位，在第 12 胸椎棘突下，督脈旁開 1.5 寸處取穴。

### 三焦兪（BL22）

在腰部，當第 1 腰椎棘突下，旁開 1.5 寸。俯臥位，在第 1 腰椎棘突下。懸樞（督脈）旁開 1.5 寸處取穴。

### 腎兪（BL23）

在腰部，當第 2 腰椎棘突下，旁開 1.5 寸。俯臥位，在第 2 腰椎棘突下，命門（督脈）旁開 1.5 寸處取穴。

### 氣海兪（BL24）

在腰部，當第 3 腰椎棘突下，旁開 1.5 寸。俯臥位，在第 3 腰椎棘突下，督脈旁開 1.5 寸處取穴。

### 大腸兪（BL25）

在腰部，當第 4 腰椎棘突下，旁開 1.5 寸。俯臥位，在第 4 腰椎棘突下，腰陽關（督脈）分開 1.5 寸處取穴，約與髂嵴高點相平。

### 關元兪（BL26）

在腰部，當第 5 腰椎棘突下，旁開 1.5 寸。俯臥位，在第 5 腰椎棘突下，督脈旁開 1.5 寸處取穴。

### 小腸兪（BL27）

在骶部，當骶正中嵴旁 1.5 寸，平第 1 骶後孔。俯臥位，平第 1 骶後孔，督脈旁 1.5 寸處，當髂後上棘內緣與骶骨間的凹陷處取穴。

### 膀胱兪（BL28）

在骶部，當骶正中嵴旁 1.5 寸，平第 2 骶後孔。俯臥位，平第 2 骶後孔，當髂後上棘內緣下與骶骨間的凹陷處

取穴。

**中膂俞（BL29）**

在骶部，當骶正中嵴旁 1.5 寸，平第 3 骶後孔。俯臥位，平第 3 骶後孔，督脈旁 1.5 寸處取穴。

**白環俞（BL30）**

在骶部，當骶正中嵴旁 1.5 寸，平第 4 骶後孔。俯臥位，平第 4 骶後孔，督脈旁開 1.5 寸處取穴。

**上髎（BL31）**

在骶部，當髂後上棘與後正中線之間，適對第 1 骶後孔處。俯臥位，在第 1 骶後孔處取穴。

**次髎（BL32）**

在骶部，當髂後上棘內下方，適對第 2 骶後孔處。俯臥位，在第 2 骶後孔處取穴。

**中髎（BL33）**

在骶部，當次髎下內方，適對第 3 骶後孔處。俯臥位，在第 3 骶後孔處取穴。

**下髎（BL34）**

在骶部，當中髎下內方，適對第 4 骶後孔處。俯臥位，在第 4 骶後孔處取穴。

**會陽（BL35）**

在骶部，尾骨端旁開 0.5 寸。俯臥位或跪伏位，在尾骨下端兩旁，督脈旁 0.5 寸處取穴。

**承扶（BL36）**

在大腿後面，臀下橫紋的中點。俯臥位，在臀橫紋正中取穴。

**魂門（BL47）**

在背部，當第 9 胸椎棘突下，旁開 3 寸。俯臥位，平第 9 胸椎棘突下，筋縮（督脈）旁開 3 寸處取穴。

**陽綱（BL48）**

在背部，當第 10 胸椎棘突下，旁開 3 寸。俯臥位，平第 10 胸椎棘突下，中樞（督脈）旁開 3 寸處取穴。

**意舍（BL49）**

在背部，當第 11 胸椎棘突下，旁開 3 寸。俯臥位，平第 11 胸椎棘突下，脊中（督脈）旁開 3 寸處取穴。

**胃倉（BL50）**

在背部，當第 12 胸椎棘突下，旁開 3 寸。俯臥位，平第 12 胸椎棘突下，督脈旁開 3 寸處取穴。

**肓門（BL51）**

在腰部，當第 1 腰椎棘突下，旁開 3 寸。俯臥位，平第 1 腰椎棘突下，懸樞（督脈）旁開 3 寸處取穴。

**志室（BL52）**

在腰部，當第 2 腰椎棘突下，旁開 3 寸。俯臥位，平第 2 腰椎棘突下，命門（督脈）旁開 3 寸處取穴。

**胞肓（BL53）**

在臀部，平第 2 骶後孔，骶正中嵴旁開 3 寸。俯臥位，平第 2 骶後孔，督脈旁開 3 寸處取穴。

**秩邊（BL54）**

在臀部，平第 4 骶後孔，骶正中嵴旁開 3 寸。俯臥位，胞肓直下，在骶管裂孔旁開 3 寸處取穴。

**殷門（BL37）**

在大腿後面，當承扶與委中的連線上，承扶下 6 寸。

俯臥位，當承扶與委中的連線上，承扶下 6 寸處取穴。

### 浮郄（BL38）

在膕橫紋外側端，委陽上 1 寸，股二頭肌腱的內側。俯臥位，在膕窩上方，股二頭肌腱內側，委陽上 1 寸處取穴。

### 委陽（BL39）

在膕橫紋外側端，當股二頭肌腱的內側。俯臥位，在膕橫紋外側端，股二頭肌腱內緣取穴。

### 委中（BL40）

在膕橫紋中點，當股二頭肌腱與半腱肌肌腱的中間。俯臥位，在膕窩橫紋中央，股二頭肌腱與半腱肌肌腱的中間處取穴。

### 合陽（BL55）

在小腿後面，當委中與承山的連線上，委中下 2 寸。俯臥或正坐垂足位，在委中直下 2 寸，當委中與承山的連線上取穴。

### 承筋（BL56）

在小腿後面，當委中與承山的連線上，腓腸肌肌腹中央，委中下 5 寸。俯臥或正坐垂足位，在合陽與承山之間，腓腸肌肌腹中央取穴。

### 承山（BL57）

在小腿後面正中，委中與崑崙之間，當伸直小腿或足跟上提時腓腸肌肌腹下出現尖角凹陷處。俯臥位，下肢伸直，足趾挺而向上，其腓腸肌部出現人字陷紋，於其尖下取穴。或者直立，兩手上舉按著牆壁，足尖著地，在腓腸肌下部出現人字陷紋，當人字尖下取穴。

### 飛揚（BL58）

在小腿後面，當外踝後，崑崙穴直上7寸，承山外下方1寸處。正坐垂足，在承山穴外下方，當崑崙上7寸處取穴。

### 跗陽（BL59）

在小腿後面，外踝後，崑崙穴直上3寸。正坐垂足或俯臥位，在足外踝後方，崑崙直上3寸處取穴。

### 崑崙（BL60）

在足部外踝後方，當外踝尖與跟腱之間的凹陷處。正坐垂足著地或俯臥位，在跟腱與外踝之間凹陷處取穴。

### 僕參（BL61）

在足外側部，外踝後下方，崑崙直下，跟骨外側，赤白肉際處。正坐垂足著地或俯臥位，在外踝後下方，崑崙直下，當跟骨凹陷處赤白肉際處取穴。

### 申脈（BL62）

在足外側部，外踝直下方凹陷中。正坐垂足著地或俯臥位，在外踝正下方凹陷處取穴。

### 金門（BL63）

在足外側，當外踝前緣直下，骰骨下緣處。正坐垂足著地或俯臥位，在申脈前下方，當骰骨外側凹陷處取穴。

### 京骨（BL64）

在足外側，第5蹠骨粗隆下方，赤白肉際處。正坐垂足著地或俯臥位，在足跗外側，第5蹠骨粗隆下，赤白肉際處取穴。

### 束骨（BL65）

在足外側，足小趾本節（第5蹠趾關節）的後方，赤

白肉際處。正坐垂足著地或俯臥位，在足跗外側，第 5 蹠骨小頭後下方，赤白肉際處取穴。

### 足通谷（BL66）

在足外側，足小趾本節（第 5 蹠趾關節）的前方，赤白肉際處。正坐垂足著地或俯臥位，在第 5 蹠趾關節前下方凹陷處，赤白肉際處取穴。

### 至陰（BL67）

在足小趾末節外側，距趾甲角 0.1 寸（指寸）。正坐垂足著地或俯臥位，在足小趾外側，距趾甲角 0.1 寸處取穴。

## （三）足少陰腎經

足少陰腎經起於足小趾下，斜走足心（湧泉），出於舟骨粗隆下，沿內踝後，進入足跟，再向上行於腿肚內側，出於膕窩內側半腱肌肌腱與半膜肌肌腱之間，上經大腿內側後緣，通向脊柱，屬於腎臟，聯絡膀胱，還出於前（中極，屬任脈），沿腹中線旁開 0.5 寸、胸中線旁開 2 寸，到達鎖骨下緣（俞府）。腎臟直行之脈：向上通過肝和橫膈，進入肺中，沿著喉嚨，挾於舌根兩側。肺部支脈：從肺出來，聯絡心臟，流注胸中，與手厥陰心包經相接（附圖 1–3）。

本經脈腧穴有：湧泉、然谷、太谿、大鐘、水泉、照海、復溜、交信、築賓、陰谷、橫骨、大赫、氣穴、四滿、中注、肓俞、商曲、石關、陰都、腹通谷、幽門、步廊、神封、靈墟、神藏、或中、俞府，共 27 穴，左右合 54 穴。

### 湧泉（KI1）

在足底部，捲足時足前部凹陷處，約當足底 2、3 趾趾

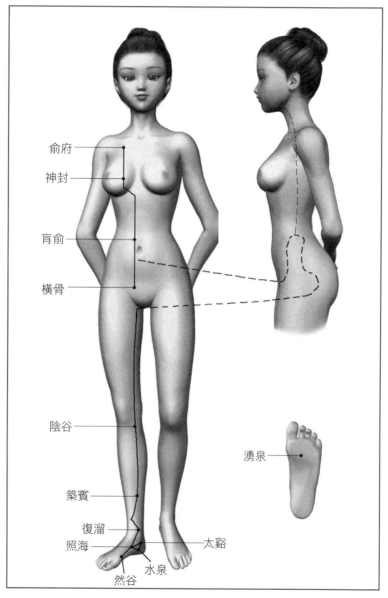

俞府
神封
肓俞
橫骨
陰谷
築賓
復溜
照海
然谷
水泉
太谿
湧泉

附圖 1-3

縫紋頭端與足跟連線的前 1/3 與後 2/3 交點上。俯臥或仰臥位，在足心前 1/3 的凹陷處取穴。

### 然谷（K12）

在足內側緣，足舟骨粗隆下方，赤白肉際處。正坐或仰臥位，在舟骨粗隆下緣凹陷處取穴。

### 太谿（KI3）

在足內側，內踝後方，當內踝尖與跟腱之間的凹陷處。正坐或仰臥位，在足內踝與跟腱之間的凹陷處取穴。

### 大鐘（KI4）

在足內側，內踝後下方，當跟腱附著部的內側前方凹陷處。正坐或仰臥位，平太谿下 0.5 寸，當跟腱附著部的內側凹陷處取穴。

### 水泉（KI5）

在足內側，內踝後下方，當太谿直下 1 寸（指寸），跟骨結節的內側凹陷處。正坐垂足或仰臥位，在太谿直下方 1 寸，當跟骨結節之內側前上部凹陷處取穴。

### 照海（KI6）

在足內側，內踝尖下方凹陷處。正坐垂足或仰臥位，在內踝正下緣之凹陷處取穴。

### 復溜（KI7）

在小腿內側，太谿直上 2 寸，跟腱的前方。正坐垂足或仰臥位，在太谿上 2 寸，當跟腱之前緣處取穴。

### 交信（KI8）

在小腿內側，當太谿直上 2 寸，復溜前 0.5 寸，脛骨內側緣的後方。正坐或仰臥位，在太谿上 2 寸，當復溜與脛骨內側面後緣之間處取穴。

### 築賓（KI9）

在小腿內側，當太谿與陰谷的連線上，太谿上 5 寸，腓腸肌肌腹的內下方。正坐或仰臥位，在太谿上 5 寸，太谿與陰谷的連線上，約當腓腸肌內側肌腹下端處取穴。

### 陰谷（KI10）

在膕窩內側，屈膝時，當半腱肌肌腱與半膜肌肌腱之間。正坐屈膝，當膕窩內側取穴。

### 橫骨（KI11）

在下腹部，當臍中下 5 寸，前正中線旁開 0.5 寸。

### 大赫（KI12）

在下腹部，當臍中下 4 寸，前正中線旁開 0.5 寸。

### 氣穴（KI13）

在下腹部，當臍中下 3 寸，前正中線旁開 0.5 寸。

### 四滿（KI14）

在下腹部，當臍中下 2 寸，前正中線旁開 0.5 寸。

### 中注（KI15）

在下腹部，當臍中下 1 寸，前正中線旁開 0.5 寸。

### 肓俞（KI16）

在腹中部，當臍中旁開 0.5 寸。仰臥位，平神闕（任脈）旁開 0.5 寸處取穴。

### 商曲（KI17）

在上腹部，當臍中上 2 寸，前正中線旁開 0.5 寸。仰臥位，在肓俞上 2 寸，下脘（任脈）旁開 0.5 寸處取穴。

### 石關（KI18）

在上腹部，當臍中上 3 寸，前正中線旁開 0.5 寸。仰臥位，在肓俞上 3 寸，建里（任脈）旁開 0.5 寸處取穴。

### 陰都（KI19）

在上腹部，當臍中上 4 寸，前正中線旁開 0.5 寸。仰臥位，在肓俞上 4 寸，中脘（任脈）旁開 0.5 寸處取穴。

### 腹通谷（KI20）

在上腹部，當臍中上 5 寸，前正中線旁開 0.5 寸。仰臥位，在肓俞上 5 寸，上脘（任脈）旁開 0.5 寸處取穴。

### 幽門（KI21）

在上腹部，當臍中上 6 寸，前正中線旁開 0.5 寸。仰臥位，在肓俞上 6 寸，巨闕（任脈）旁開 0.5 寸處取穴。

### 步廊（KI22）

在胸部，當第 5 肋間隙，前正中線旁開 2 寸。

### 神封（KI23）

在胸部，當第 4 肋間隙，前正中線旁開 2 寸。仰臥位，在第 4 肋間隙中，膻中（任脈）旁開 2 寸處取穴。

### 靈墟（KI24）

在胸部，當第 3 肋間隙，前正中線旁開 2 寸。仰臥位，在第 3 肋間隙中，任脈旁開 2 寸處取穴。

### 神藏（KI25）

在胸部，當第 2 肋間隙，前正中線旁開 2 寸。仰臥位，在第 2 肋間隙中，任脈旁開 2 寸處取穴。

### 彧中（KI26）

在胸部，當第 1 肋間隙，前正中線旁開 2 寸。仰臥位，在第 1 肋間隙中，任脈旁開 2 寸處取穴。

### 俞府（KI27）

在胸部，當鎖骨下緣，前正中線旁開 2 寸。仰臥位，在鎖骨下緣，任脈旁開 2 寸處取穴。

和委中相平，在半腱肌肌腱和半膜肌肌腱之間取穴。

## (四)督　脈

督脈循行部位：督脈起於小腹內胞宮，下出會陰部，向後行於腰背正中至尾骶部的長強穴，沿脊柱上行，經項後部至風府穴，進入腦內，沿頭部正中線，上行至巔頂百會穴，經前額下行鼻柱至鼻尖的素髎穴，過人中，至上齒正中的齦交穴。分支：

第一支，與衝、任二脈同起於胞中，出於會陰部，在尾骨端與足少陰腎經、足太陽膀胱經的脈氣會合，貫脊，屬腎。

第二支，從小腹直上貫臍，向上貫心，至咽喉與衝、任二脈相會合，到下頜部，環繞口唇，至兩目下中央。

第三支，與足太陽膀胱經同起於眼內角，上行至前額，於巔頂交會，入絡於腦，再別出下項，沿肩胛骨內，脊柱兩旁，到達腰中，進入脊柱兩側的肌肉，與腎臟相聯絡（附圖1-4）。

督脈腧穴有：長強、腰俞、腰陽關、命門、懸樞、脊中、中樞、筋縮、至陽、靈台、神道、身柱、陶道、大椎、啞門、風府、腦戶、強間、後頂、百會、前頂、囟會、上星、神庭、素髎、水溝、兌端、齦交。

**長強（DU1）**

跪伏，或胸膝位。在尾骨端下，當尾骨端與肛門連線的中點處。跪伏或胸膝位，於尾骨尖與肛門連線之中點取穴。

**腰俞（DU2）**

仰臥位。在骶部，當後正中線上，適對骶管裂孔。俯

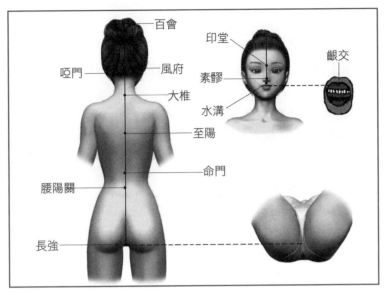

附圖 1–4

臥或側臥，正當骶管裂孔中取穴。

**腰陽關（DU3）**

仰臥位。在腰部，當後正中線上，第4腰椎棘突下凹陷中。

**命門（DU4）**

俯臥位。在腰部，當後正中線上，第2腰椎棘突下凹陷外。俯臥，於後正中線，第2腰椎棘突下凹陷中取穴。

**懸樞（DU5）**

俯臥位。在腰部，當後正中線上，第1腰椎棘突下凹陷中。俯臥，於後正中線，第1腰椎棘突下凹陷中取穴。

**脊中（DU6）**

俯伏坐位。在背部，當後正中線上，第11胸椎棘突下

凹陷中。

**中樞（DU7）**

俯伏坐位。在背部，當後正中線上，第 10 胸椎棘突下凹陷中。

**筋縮（DU8）**

俯伏坐位。在背部，當後正中線上，第 9 胸椎棘突下凹陷中。

**至陽（DU9）**

俯伏坐位。在背部，當後正中線上，第 7 胸椎棘突下凹陷中。

**靈台（DU10）**

俯伏坐位。在背部，當後正中線上，第 6 胸椎棘突下凹陷中。

**神道（DU11）**

俯伏坐位。在背部，當後正中線上，第 5 胸椎棘突下凹陷中。

**身柱（DU12）**

俯伏坐位。在背部，當後正中線上，第 3 胸椎棘突下凹陷中。

**陶道（DU13）**

俯伏坐位。在背部，當後正中線上，第 1 胸椎棘突下凹陷中。

**大椎（DU14）**

俯伏坐位。當後正中線上，第 7 頸椎棘突下凹陷中。俯伏或正坐低頭，於第 7 頸椎棘突下凹陷處取穴。

**啞門（DU15）**

正坐位。在項部，當後髮際正中直上 0.5 寸，第 1 頸椎下。正坐，頭稍前傾，於後正中線入髮際 0.5 寸之凹陷中取穴。

**風府（DU16）**

正坐位。在項部，當後髮際正中直上 1 寸，枕外隆凸直下，兩側斜方肌之間凹陷中。

**腦戶（DU17）**

俯伏坐位。在頭部，後髮際正中直上 2.5 寸，風府上 1.5 寸，枕外隆凸的上緣凹陷處。

**強間（DU18）**

正坐位或俯伏坐位。在頭部，當後髮際正中直上 4 寸（腦戶上 1.5 寸）。正坐或俯伏，在後髮際中點上 4 寸；或當風府與百會兩穴連線的中點取穴。

**後頂（DU19）**

正坐位。在頭部，當後髮際正中直上 5.5 寸。

**百會（DU20）**

正坐位。在頭部，當前髮際正中直上 5 寸，或兩耳尖連線的中點處。正坐或俯伏，在後髮際中點上 7 寸；或與兩耳尖連線的交點處取穴。

**前頂（DU21）**

正坐位。在頭部，當前髮際正中直上 3.5 寸（百會前 1.5 寸）。正坐或仰靠，在頭部中線入前髮際 3.5 寸處取穴。

**囟會（DU22）**

正坐位。在頭部，當前髮際正中直上 2 寸（百會前 3

寸）。正坐或仰靠，在頭部中線入前髮際 2 寸處取穴。

**上星（DU23）**

仰靠坐位。在頭部，當前髮際正中直上 1 寸。

**神庭（DU24）**

仰靠坐位。在頭部，當前髮際正中直上 0.5 寸。

**素髎（DU25）**

仰靠坐位。在面部，當鼻尖的正中央。正坐仰靠或仰臥，當鼻背下端之鼻尖處取穴。

**水溝（DU26）**

仰靠坐位。在面部，當人中溝的上 1/3 與 1/3 交點處。仰靠或仰臥，於人中溝的上 1/3 與中 1/3 交點處取穴。

**兌端（DU27）**

仰靠坐位。在面部，當上唇的尖端，水溝下端的皮膚與唇的移行部。

**齦交（DU28）**

仰靠坐位。在上唇內，唇系帶與上齒齦的相接處。正坐或仰靠，提起上唇，於上唇系帶與齒齦之移行處取穴。

## 二、與脊柱健康相關的經筋

### (一)手太陽經筋

手太陽經筋起於手小指上邊，結於腕背，向上沿前臂內側緣，結於肘內銳骨（肱骨內上髁）的後面，進入並結於腋下，其分支向後走腋後側緣，向上繞肩胛，沿頸旁出走足太陽經筋的前方，結於耳後乳突；分支進入耳中；直

行者，出耳上，向下結於下頷，上方連屬目外眥。還有一條支筋從頷部分出，上下頷角部，沿耳前，連屬目外眥、上額，結於額角（附圖 2-1）。

## (二)足太陽經筋

足太陽經筋起於足小趾，向上結於外踝，斜上結於膝部，在下者沿外踝結於足跟，向上沿跟腱結於膕部，其分支結於小腿肚（腨外），上向膕內側，與膕部另支合併上行結於臀部，向上挾脊到達項部；分支入舌根；直行者結於枕骨，上行至頭頂，從額部下，結於鼻；分支形成「目上網」（即上瞼），向下結於鼻旁；背部的分支從腋行外側結於肩髃；一支進入腋下，向上出缺盆，上方結於耳行乳突（完骨），又有分支從缺盆出，斜上結於鼻旁（附圖 2-2）。

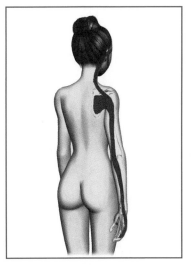

附圖 2-1

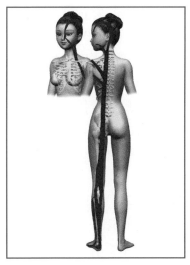

附圖 2-2

# 參考文獻

1. 宋乃光. 傳統運動療法[ M ]. 北京：中國中醫藥出版社，2001.

2. 姚君弘. 痛證等常見病症的病因與手法治療[ M ]. 北京：北京科學技術出版社，2007.

3. 龍層花. 龍層花頸椎病防治[ M ]. 北京：商務印書館，2005.

4. 吳茂文. 中藥歸經理論與臨床實踐[ M ]. 北京：中國科學技術出版社，1994.

5. 武漢. 脊背療法與脊源性疾病[ M ]. 吉林：吉林科學技術出版社，2006.

6. 楊克勤. 脊柱疾病的臨床與研究[ M ]. 北京：北京出版社，1993.

7. 李志銳. 排毒拔罐療法[ M ]. 瀋陽：遼寧科學技術出版社，2005.

8. 黃國松. 經筋手療法[ M ]. 北京：人民衛生出版社，2007.

9. 吳茂文. 吳氏正椎──脊柱健康操[ CD ]. 北京：北京紫色影視公司，2009.

10. 董福慧. 脊柱相關疾病[ M ]. 北京：人民衛生出版社，2005.

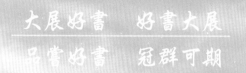

大展好書　好書大展
品嘗好書　冠群可期

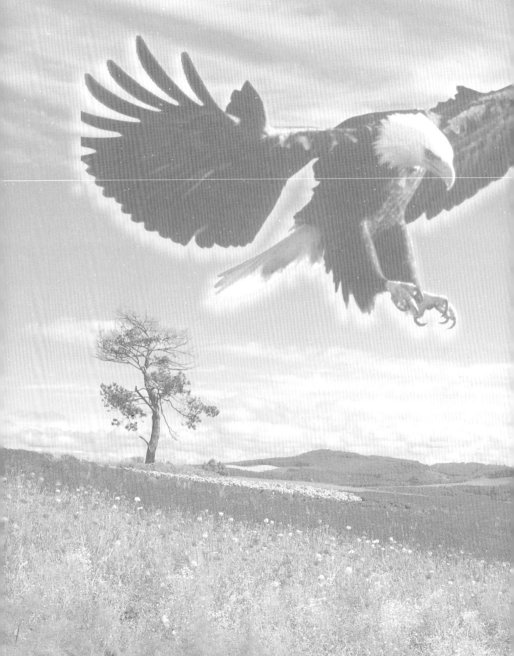

大展好書　好書大展
品嘗好書　冠群可期